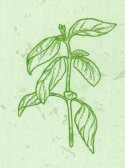

普通高等教育教材

吊见校园本草

李君玲
王大伟

主编

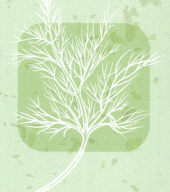

化学工业出版社

·北京·

内容简介

　　《常见校园本草》一书系统地整理了校园内常见的药用植物，其中部分为《中华人民共和国药典》(2025 年版一部) 收录品种的原植物，旨在帮助学生深入了解药用植物的分类、特征及其药用价值。书中每种植物均配有实地拍摄的高清图片，并详细介绍了其科属、野外识别特征、生存状态、药用价值及其他价值，同时提供了相关附方。本书内容丰富、图文并茂，既能帮助学生巩固课堂知识，又能激发学生的学习兴趣，具有较强的可读性和实用性，可供药学、中药学相关专业师生作为教材、教学辅导资料或教学参考书使用。

图书在版编目（CIP）数据

常见校园本草 / 李君玲，王大伟主编 . -- 北京：
化学工业出版社，2025. 8. --（普通高等教育教材）.
ISBN 978-7-122-48598-4

Ⅰ. R281

中国国家版本馆 CIP 数据核字第 2025P0W939 号

责任编辑：孙钦炜　江百宁　　　文字编辑：林玥彤　张晓锦
责任校对：杜杏然　　　　　　　　装帧设计：张　辉

出版发行：化学工业出版社
　　　　　（北京市东城区青年湖南街 13 号　邮政编码 100011）
印　　装：盛大（天津）印刷有限公司
787mm×1092mm　1/16　印张 14　字数 287 千字
2025 年 9 月北京第 1 版第 1 次印刷

购书咨询：010-64518888　　　　　售后服务：010-64518899
网　　址：http://www.cip.com.cn
凡购买本书，如有缺损质量问题，本社销售中心负责调换。

定　　价：98.00 元
　　　　　　　　　　　　　　　　　　　　版权所有　违者必究

　　药用植物学作为药学专业的重要专业基础课，兼具实践性与直观性，其知识的掌握离不开与药用植物的接触。校园内丰富多样的药用植物资源，为学生开展课外实践活动搭建了天然且便捷的学习平台。基于此，我们精心编写了这本《常见校园本草》，旨在为药学相关专业学生提供优质的课外实践指导资料，助力他们提升学习效率，激发学习兴趣。

　　本书内容丰富翔实，收录了校园内常见药用植物的关键信息。书中写明了每一种药用植物的科属，帮助读者建立系统的植物分类认知；详细阐述了各植物的野外识别特征，包括植物的形态、颜色、气味等多个维度，为读者在实践中准确辨别药用植物提供专业指引。此外，书中还深入挖掘了药用植物的药用价值，列出了各药用部位对应药材的功效与主治，并介绍了部分植物的食用、观赏等其他价值，以拓宽读者的知识面。对于一些常见药用植物，本书还附上了实用的附方，增强了本书的实用性。为了让读者更直观地认识药用植物，书中绝大多数图片均由编者采用数码相机、高像素手机实地拍摄，生动呈现了植物的形态特征；对于部分同科属相似的药用植物，进行了对比并附图，方便读者区分辨别。本书正文中特别用"★"标注出了《中华人民共和国药典》（2025年版一部）收录的品种，目录中以"★"标注出收录品种对应的原植物，便于读者学习。

　　本书的编写始终秉持科学、严谨、实用的原则。在编写过程中，编者团队深入校园各个角落，对药用植物进行实地调查与拍摄，确保每一个数据、每一张图片的真实性与准确性。同时，查阅了大量专业文献资料，结合教学实践经验，对药用植物的相关信息进行反复核实与完善。团队成员分工协作，经过多次研讨、修改，力求为读者呈现一本高质量的参考书。本书主要面向药学相关专业学生，是他们学习"药用植物学"课程、开展课外实践活动的理想参考读物，同时，也适用于对药用植物感兴趣的中医药爱好者、基层医药工作者等。

通过阅读本书，读者能够系统地认识校园内常见的药用植物资源，提升实践能力与专业素养。

　　本书的编写工作得到了宜春学院校领导的大力支持，为调查研究与编写工作提供了诸多便利；承蒙许多专家学者的悉心指导，他们的专业建议为本书的内容质量提供了有力保障；同时，感谢参与本书资料收集、图片拍摄等工作的师生，正是大家的共同努力，才使得本书得以顺利完成。在此，向所有关心、支持本书编写的个人与单位致以最诚挚的谢意！由于编者水平有限，尽管我们竭尽全力，但书中难免存在疏漏和不妥之处。恳请广大读者在使用过程中不吝赐教，提出宝贵意见，以便我们在后续修订中不断完善。希望本书能够成为读者探索药用植物世界的得力助手，也期待与大家共同推动药用植物学知识的传播与发展。

编者
2025年3月

目录

藻类植物

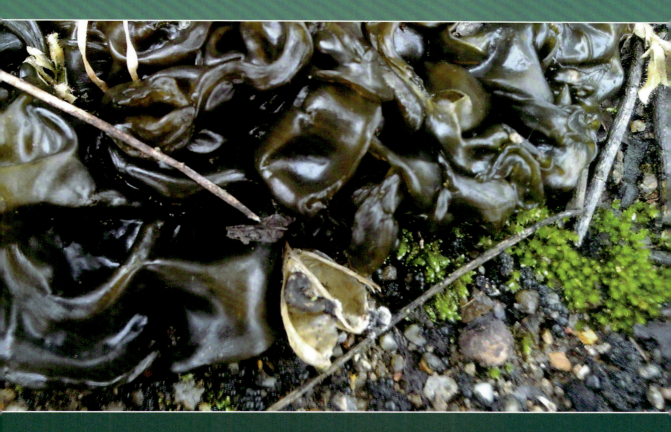

念珠藻科

普通念珠藻
Nostoc commune Vauch.

【科属】念珠藻科念珠藻属。

【野外识别特征】多数球形的单细胞串联形成，外被透明胶质物，集成片状，与木耳相似；湿润时呈蓝绿色开展，干燥时呈灰褐色卷缩。

【生存状态】野生。

【药用价值】藻体（葛仙米）：甘、淡，寒。归肝经。清热明目，收敛益气。用于目赤红肿，夜盲症，烫火伤，久痢，脱肛。

【其他价值】普通念珠藻中含有丰富的蛋白质、多糖、维生素、微量元素和人体必需的氨基酸等，可做汤、可凉拌、可炒食。

【附方】

1. 夜盲症：葛仙米 60g，当菜常食。

2. 水火烫伤：葛仙米 15g，焙干研成末，用菜油调敷患处。

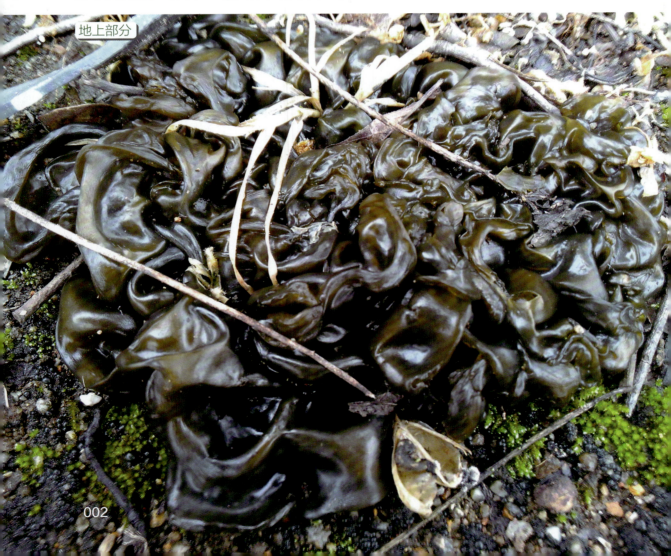

地上部分

苔藓植物门

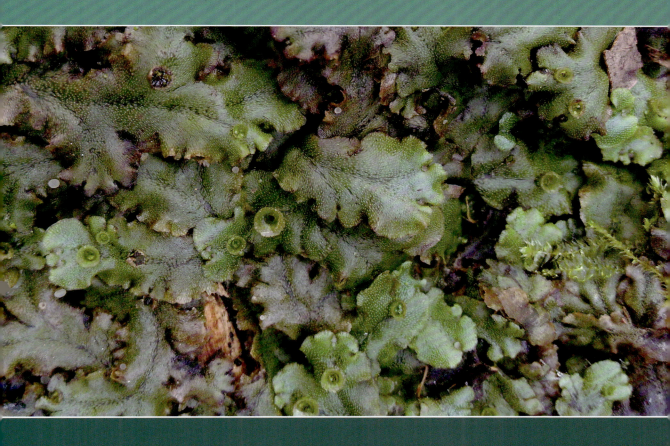

地钱科

地钱
Marchantia polymorpha L.

【科属】地钱科地钱属。

【野外识别特征】植物体呈叶状，扁平，多回二歧分叉，匍匐生长。雌雄异株，雄托圆盘状，波状浅裂，上面生许多小孔，孔腔内生精子器；雌托指状或片状深裂，下面生颈卵器。

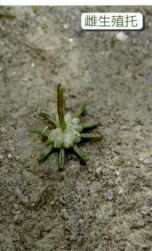
雌生殖托

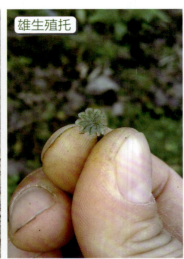
雄生殖托

【生存状态】野生。

【药用价值】叶状体（地钱）：淡，凉。归肝、胃经。清热利湿，解毒敛疮。用于湿热黄疸，痈肿疮毒，毒蛇咬伤，水火烫伤，骨折，刀伤。

【其他价值】地钱含有丰富的营养成分，如蛋白质、磷、锌、钙和铁，因此也有食用价值。

【附方】

1. 烫伤及癣：地钱焙干研末，调菜油敷患处。
2. 刀伤、骨折：地钱捣绒包伤处。

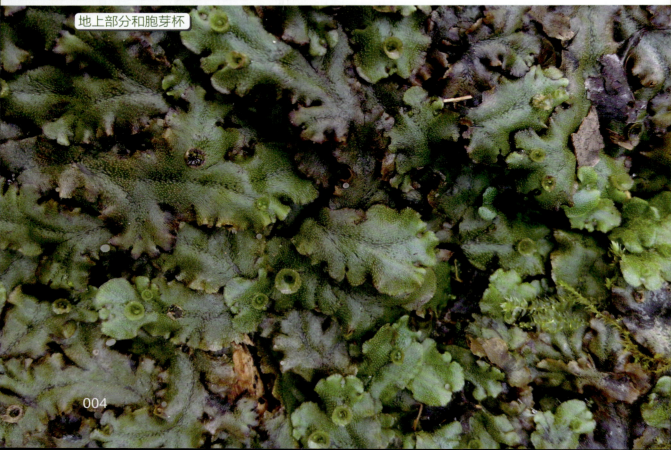
地上部分和胞芽杯

蕨类植物门

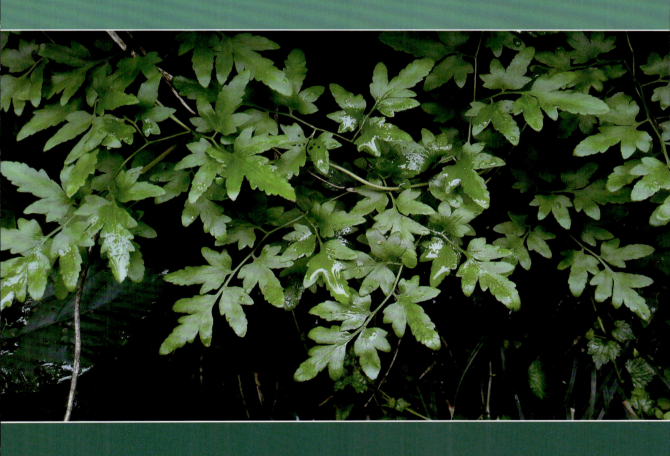

井栏边草
Pteris multifida Poir.

【科属】凤尾蕨科凤尾蕨属。

【野外识别特征】根状茎短，被鳞片。叶丛生，二型；不育叶一回羽状，羽片常三对对生，叶缘有不整齐的尖锯齿并有软骨质的边；能育叶羽片四至六对，仅不育部分具锯齿，余均全缘。孢子囊群线形，沿孢子叶羽片下面边缘着生。

【生存状态】野生。

【药用价值】全草或根（凤尾草）：淡、微苦，寒。归大肠、心、肝经。清热利湿，凉血止血，消肿解毒。用于痢疾，泄泻，淋浊，带下，黄疸，疔疮肿毒，喉痹，乳蛾，淋巴结核，腮腺炎，乳腺炎，高热抽搐，蛇虫咬伤，吐血，衄血，尿血，便血，外伤出血。

【其他价值】井栏边草生长旺盛，叶型优雅，株形美观，非常适于盆栽观叶，可装饰室内几案，也可作庭院和园林地被植物，还可配置山石盆景。

【附方】

1. 痢疾：鲜凤尾草 60～90g，水煎或擂汁服，每日 3 剂。
2. 水火烫伤：凤尾草，焙干研末，麻油调敷。

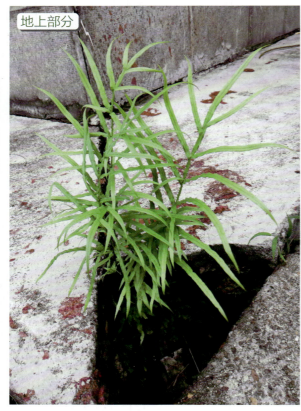
地上部分

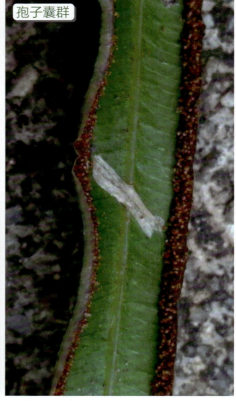
孢子囊群

海金沙
Lygodium japonicum（Thunb.）Sw.

【科属】海金沙科海金沙属。

【野外识别特征】多年生草质攀缘藤本。叶为 1～2 回羽状复叶，叶轴具窄边，羽片对生于叶轴短距两侧。不育羽片尖三角形，其小羽片掌状三裂；能育羽片卵状三角形，其小羽片羽状深裂。孢子囊群着生于小羽片裂片背面边缘，呈穗状排列。

【生存状态】野生。

【药用价值】

1. 成熟孢子（海金沙★）：甘、咸，寒。归膀胱、小肠经。清利湿热，通淋止痛。用于热淋，石淋，血淋，膏淋，尿道涩痛。

2. 全草（海金沙草）：甘，寒。归小肠、膀胱、肝经。清热解毒，利水通淋，活血通络。用于热淋，石淋，血淋，小便不利，水肿，白浊，带下，肝炎，泄泻，痢疾，感冒发热，咳喘，咽喉肿痛，口疮，目赤肿痛，痄腮，乳痈，丹毒，带状疱疹，水火烫伤，皮肤瘙痒，跌打伤肿，风湿痹痛，外伤出血。

【其他价值】海金沙茎枝纤细而长，叶片浓绿常青，可作为绿篱材料和观叶植物。其茎叶的水浸液可防治棉蚜、红蜘蛛。

【附方】

1. 赘疣：海金沙全草一握，煎水洗；在洗时用其藤擦赘疣处，每日洗 2～3 次。

2. 黄蜂蜇伤：海金沙捣烂，取汁擦患处。

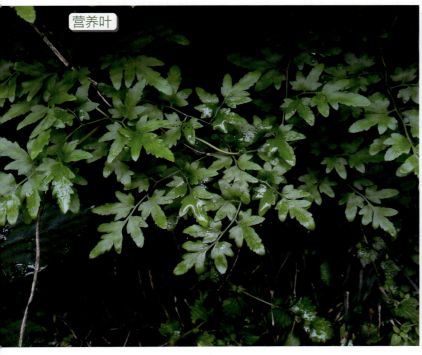

营养叶

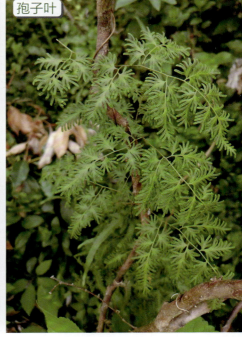

孢子叶

槲蕨
Drynaria roosii Nakaike

【科属】水龙骨科槲蕨属。

【野外识别特征】附生草本。根状茎粗壮、肉质，密被鳞片。叶二型，营养叶基生，初为绿色，后渐变为灰棕色如枯叶；孢子叶叶柄具狭翅，叶片深羽裂，叶脉两面均明显。孢子囊群在叶片背面分布，沿裂片中肋两侧各排列2~4行。

【生存状态】野生。

【药用价值】根茎（骨碎补★）：苦，温。归肾、肝经。补肾强骨，续伤止痛。用于肾虚腰痛，耳鸣耳聋，牙齿松动，跌扑闪挫，筋骨折伤；外治斑秃，白癜风。现代研究证实，其还具有促进骨折愈合、抗骨质疏松、促进牙齿生长、抗炎等作用。

【附方】

1. 鸡眼：骨碎补10g，碾成粗末，置于95%乙醇100mL中浸泡3日即可使用。以温水洗泡鸡眼处并削去外层原皮再涂药，每2小时涂1次。

2. 外伤出血：骨碎补根皮上的线形鳞片毛茸，敷于伤口，再用消毒纱布包好，每天用茶油滴入1次，3~7天后即结痂。

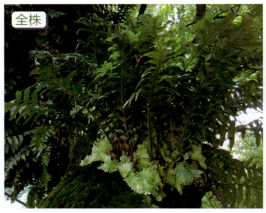
全株

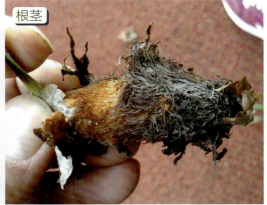
根茎

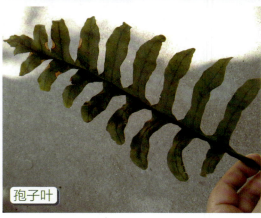
孢子叶

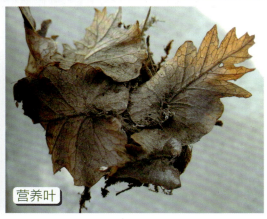
营养叶

瓦韦
Lepisorus thunbergianus（Kaulf.）Ching

【科属】水龙骨科瓦韦属。

【野外识别特征】多年生常绿草本。根茎稍粗壮，横走，密被鳞片，下生须根。叶自根茎抽出，革质而厚，上面有小孔点散布，叶柄短。孢子囊群生叶背的上半部，圆形而大，黄色。

【生存状态】野生。

【药用价值】全草（瓦韦）：苦，寒。归肺、小肠经。清热解毒，利尿通淋，止血。用于小儿高热，惊风，咽喉肿痛，痈肿疮疡，毒蛇咬伤，小便淋沥涩痛，尿血；咳嗽咯血。

【其他价值】瓦韦革质条形叶有较强的适应性，孢子囊群大而醒目，有较强的观赏性，适于点缀假山石盆景或作小型盆栽。

【附方】

1. 咽喉肿痛：鲜瓦韦适量，捣烂取汁，加醋调匀，含在口中，慢慢咽下。
2. 痈肿：鲜瓦韦，捣烂，敷患处，干则更换。

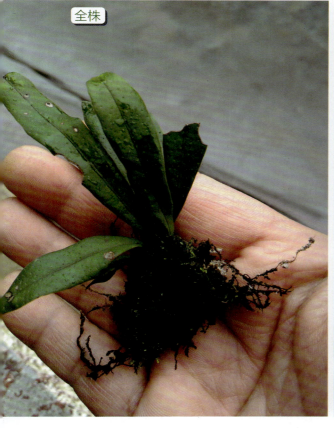

全株

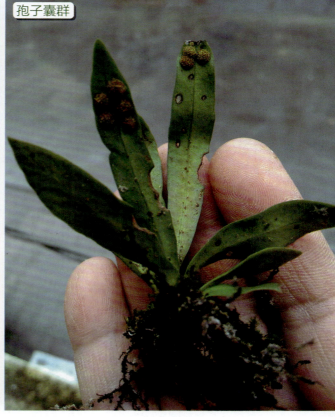

孢子囊群

裸子植物门

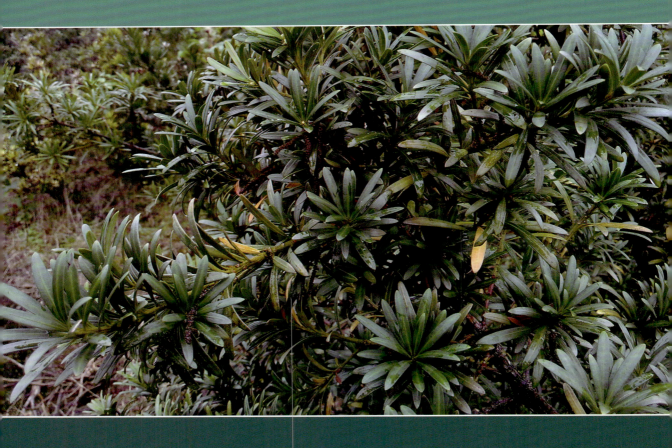

圆柏
Juniperus chinensis L.

【科属】柏科刺柏属。

【野外识别特征】常绿乔木。叶二型，刺叶生于幼树之上，老龄树则全为鳞叶，壮龄树兼有刺叶与鳞叶。雌雄异株，稀同株，雄球花黄色。球果熟时暗褐色，被白粉或白粉脱落。

【生存状态】栽培。

【药用价值】枝、叶及树皮（圆柏）：苦、辛，温；有小毒。祛风散寒，活血消肿，解毒利尿。用于风寒感冒，肺结核，尿路感染；外用治荨麻疹，风湿关节痛。

【其他价值】木材可作房屋建筑、家具、文具及工艺品等的用材。树根、树干及枝叶可提取柏木脑的原料及柏木油。种子可提取润滑油。圆柏的树形枝干极为优雅，树冠呈圆锥形或塔形，在中国历代各地均广泛作为庭院树栽植，具有不错的观赏价值，还可以作桩景、盆景材料。

【附方】

1. 鼻衄：圆柏叶 30g，炒焦，水煎，每日分 2 次服。
2. 百日咳：圆柏叶 15g，水煎，每日分 2 次服。

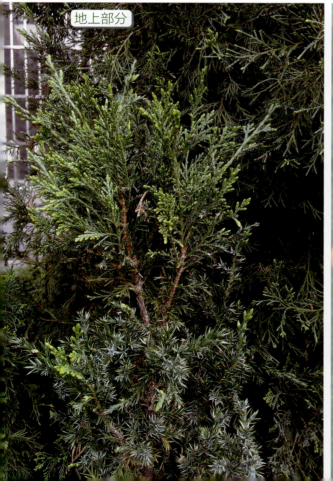
地上部分

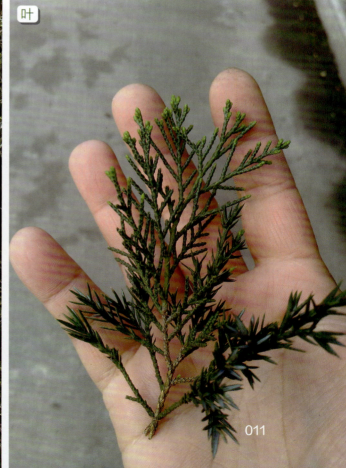
叶

罗汉松
Podocarpus macrophyllus（Thunb.）Sweet

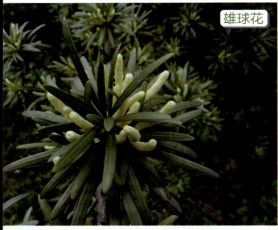

雄球花

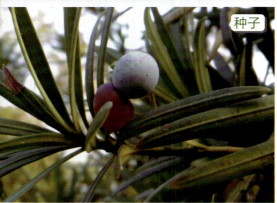

种子

【科属】罗汉松科罗汉松属。

【野外识别特征】常绿乔木。叶螺旋状着生，革质，线状披针形，下面被白粉。雄球花穗状，常2～5簇生；雌球花多单生稀成对，有梗。种子成熟时假种皮紫黑色，被白粉，肉质种托柱状椭圆形，红色或紫红色。

【生存状态】栽培。

【药用价值】

1. 根皮（罗汉松根皮）：甘、微苦，微温。活血祛瘀，祛风除湿，杀虫止痒。用于跌打损伤，风湿痹痛，癣疾。

2. 种子及花托（罗汉松实）：甘，微温。行气止痛，温中补血。用于胃脘疼痛，血虚面色萎黄。

3. 叶（罗汉松叶）：淡，平。止血。用于吐血，咯血。

【其他价值】栽培于庭园作观赏树，也可作为木材使用。材质细致均匀，易加工，可用于制作家具、器具、文具及农具等。

【附方】跌打损伤：鲜罗汉松根皮与苦参根等量，加黄酒捣烂敷患处，每日换1次。

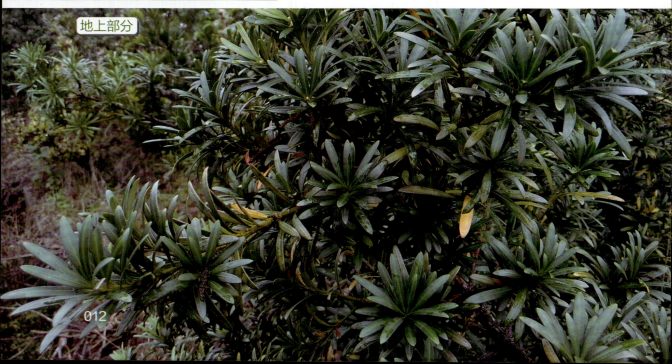

地上部分

雪松
Cedrus deodara（Roxb.）G.Don

【科属】松科雪松属。

【野外识别特征】常绿乔木。具长短枝，大枝近平展，小枝细长略下垂。叶针形，在长枝上螺旋状排列，在短枝上簇生。雌、雄球花分别单生于短枝顶。

【生存状态】栽培。

【药用价值】叶、木材（香柏）：苦，温。清热利湿，散瘀止血。用于痢疾，肠风便血，水肿，风湿痹痛，麻风病。

【其他价值】雪松终年常绿，树形美观，且具有较强的防尘、减噪与杀菌能力，为普遍栽培的庭园树，也适宜作工矿企业绿化树种。此外，其木材可作建筑、桥梁、船舶、家具及器具等的材料。

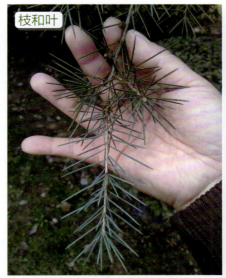
枝和叶

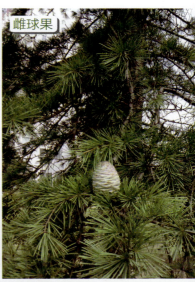
雌球果

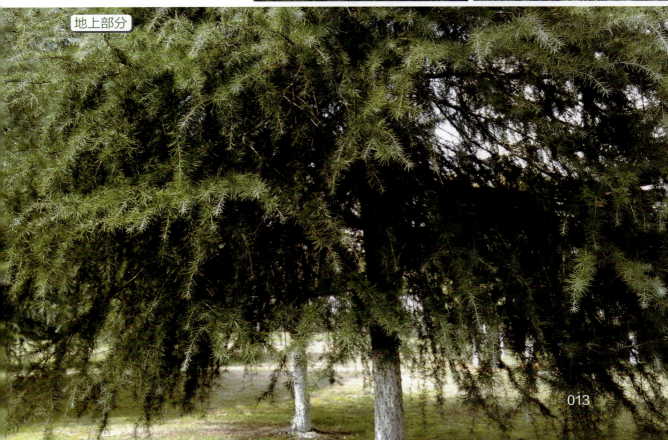
地上部分

苏铁
Cycas revoluta Thunb.

【科属】苏铁科苏铁属。

【野外识别特征】常绿木本植物。茎干圆柱形，具叶柄残痕，螺旋状排列。羽状叶顶生，羽状裂片条形，厚革质，坚硬，边缘向下反卷，先端有刺状尖头，基部两侧不对称。雌雄异株，雄球花圆柱形；雌球花圆球形。种子红褐色或橘红色。

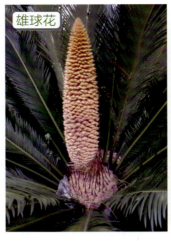
雄球花

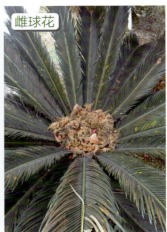
雌球花

【生存状态】栽培。

【药用价值】

1. 叶（苏铁叶）：甘、淡，平；小毒。归肝、胃经。理气止痛，散瘀止血，消肿解毒。用于肝胃气滞疼痛，经闭，吐血，便血，痢疾，肿毒，外伤出血，跌打损伤。

2. 种子（苏铁果）：苦、涩，平；有毒。归肺、肝、大肠经。平肝降压，镇咳祛痰，收敛固涩。用于高血压，慢性肝炎，咳嗽痰多，痢疾，遗精，带下，跌打，刀伤。

3. 根（苏铁根）：甘、淡，平；小毒。祛风通络，活血止血。用于风湿麻木，筋骨疼痛，跌打损伤，劳伤吐血，腰痛，带下，口疮。

【其他价值】可供绿化和观赏。

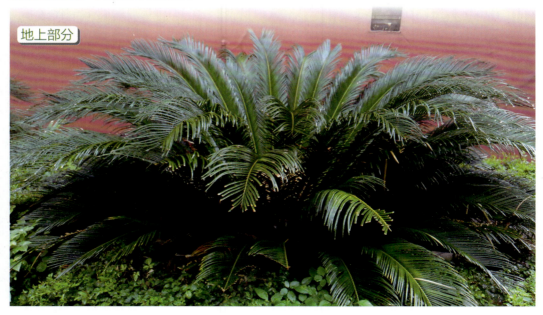
地上部分

银杏
Ginkgo biloba L.

【科属】银杏科银杏属。

【野外识别特征】落叶乔木。具长短枝。叶扇形，叉状脉序，叶在长枝上螺旋状散生，在短枝上呈簇生状。雌雄异株，种子核果状，外种皮肉质，熟时为黄色，外被白粉，有臭味；中种皮白色，骨质，具2~3条纵脊。

【生存状态】栽培。

【药用价值】

1. 成熟种子（白果★）：甘、苦、涩，平；有毒。归肺、肾经。敛肺定喘，止带缩尿。用于痰多喘咳，带下白浊，遗尿尿频。生食有毒。

2. 叶（银杏叶★）：甘、苦、涩，平。归心、肺经。活血化瘀，通络止痛，敛肺平喘，化浊降脂。用于瘀血阻络，胸痹心痛，中风偏瘫，肺虚咳喘，高脂血症。

【其他价值】银杏树树形优美，春夏叶绿如扇，秋季落叶金黄，常作为庭园树及行道树。其木材可供建筑、家具、室内装饰、雕刻等精工、美工及装饰用，但由于其生长缓慢，不适于造林。其叶的水煮液可防治蚜虫、菜青虫、稻螟等。其种子可供食用，但多食易中毒。

【附方】

1. 痤疮：白果去外壳，切开，每晚睡前只用温水洗患部，之后用白果仁切面频搓患部，第二天早晨洗脸。

2. 头面癣疮：生白果仁切开，用切面频搓。

3. 雀斑：银杏叶，捣烂，搽。

4. 灰指甲：银杏叶，煎水洗。

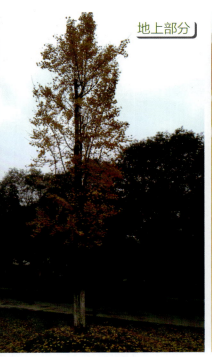
地上部分

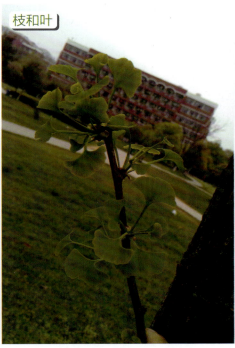
枝和叶

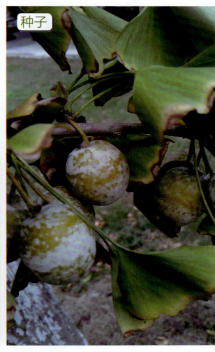
种子

被子植物门

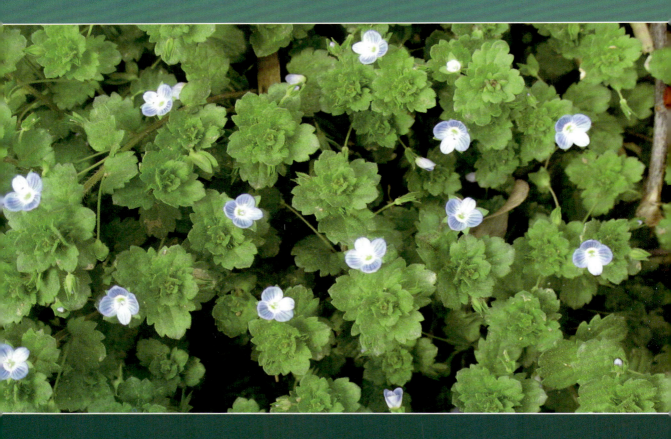

芭蕉

Musa basjoo Siebold & Zucc.ex linuma

【科属】芭蕉科芭蕉属。

【野外识别特征】多年生丛生草本。叶大且长，横出平行脉。花序顶生，下垂，苞片佛焰苞状，红褐色或紫色；雄花生于花序上部，雌花生于花序下部。浆果三棱状，肉质，内具多数种子。

【生境】栽培。

【药用价值】

1. 根茎（芭蕉根）：甘，寒。归胃、脾、肝经。清热解毒，止渴，利尿。用于热病，烦闷消渴，痈肿疔毒，丹毒，崩漏，淋浊，水肿，脚气。

2. 叶（芭蕉叶）：甘、淡，寒。归心、肝经。清热，利尿，解毒。用于热病，中暑，水肿，脚气，痈肿，烫伤。

【其他价值】常被种植于庭院供观赏。其叶纤维为芭蕉布（称蕉葛）和造纸的原料，亦可作为端午节包粽子的粽叶。

【附方】

1. 疮口不合：芭蕉根取汁抹之。

2. 肿毒初发：芭蕉叶研末，和生姜汁涂。

3. 烫伤：芭蕉叶适量，研末。水疱已破者，麻油调搽；水疱未破者，鸡蛋清调敷。

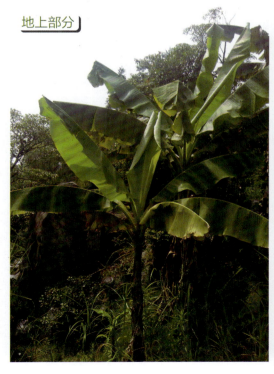

地上部分

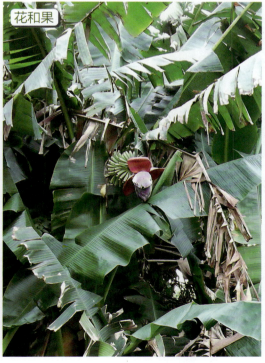

花和果

土茯苓
Smilax glabra Roxb.

【科属】菝葜科菝葜属。

【野外识别特征】多年生攀缘灌木。根状茎块状，常由匍匐茎相连。地上茎枝条光滑，无刺。单叶互生，叶上表面有时有白斑，叶背常被白粉，叶柄具狭鞘，常具 2 条卷须。花单性，雌雄异株；伞形花序腋生；花小，绿白色。浆果熟时紫黑色，具粉霜。

【生存状态】野生。

【药用价值】根茎（土茯苓★）：甘、淡，平。归肝、胃经。解毒，除湿，通利关节。用于梅毒及汞中毒所致的肢体拘挛，筋骨疼痛，湿热淋浊，带下，痈肿，瘰疬，疥癣。

【其他价值】其根茎味甜，富含淀粉，可用来制糕点或酿酒。其全株水煮液可用于防治蚜虫。

【附方】

1. 疮疖：土茯苓研细末，用醋调敷。
2. 银屑病：土茯苓 60g，研粗末包煎，每日 1 剂，每日 2 次，15 天为 1 个疗程。

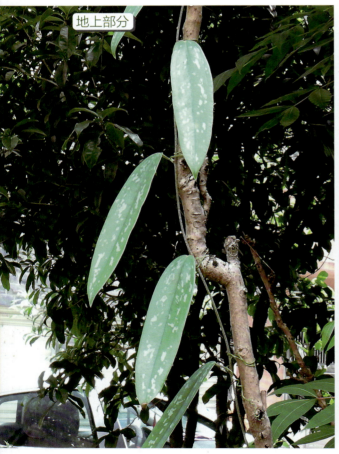

地上部分

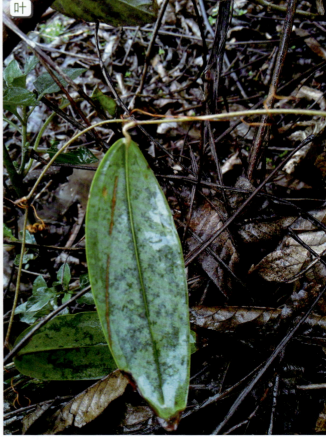

叶

车前
Plantago asiatica L.

【科属】车前科车前属。

【野外识别特征】多年生草本。须根系。叶基生呈莲座状，弧形脉，叶两面疏生短柔毛。穗状花序细圆柱状，花小，白色。蒴果盖裂。种子卵状椭圆形或椭圆形，黑褐色至黑色。

【生存状态】野生。

【药用价值】

1. 种子（车前子★）：甘，寒。归肝、肾、肺、小肠经。清热利尿通淋，渗湿止泻，明目，祛痰。用于热淋涩痛，水肿胀满，暑湿泄泻，目赤肿痛，痰热咳嗽。

2. 全草（车前草★）：甘，寒。归肝、肾、肺、小肠经。清热利尿通淋，祛痰，凉血，解毒。用于热淋涩痛，水肿尿少，暑湿泄泻，痰热咳嗽，吐血衄血，痈肿疮毒。

【其他价值】幼苗可作蔬菜食用，可凉拌、蘸酱、炒食、做汤等。其种子的水浸液对防治蚜虫、红蜘蛛有效。

【附方】

1. 小便不通：车前草 500g，水 3L，煎取 1.5L，分 3 次服。

2. 衄血：新鲜的车前叶直接研磨成泥状，然后用水煎煮。取其汁液饮用。

3. 阴痒痛：车前子用水 600mL，熬煮至反复沸腾三次后，滤去药渣，用滤液洗痒痛处。

4. 百日咳：车前子 30g，煎浓汁去渣，加蜂蜜 30g，和匀，1 日分 3~4 次服。

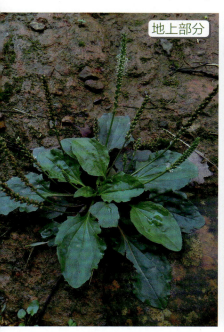
地上部分

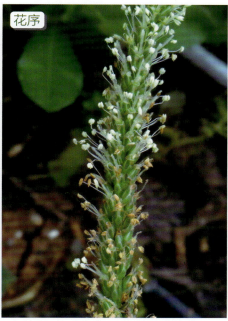
花序

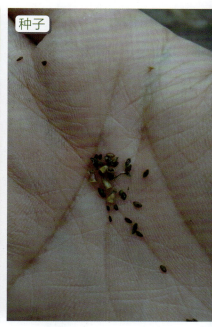
种子

【相似植物辨别】

车前	北美车前
须根系	直根系
叶两面疏生短柔毛	叶两面及叶柄散生白柔毛
种子常5~6	种子2

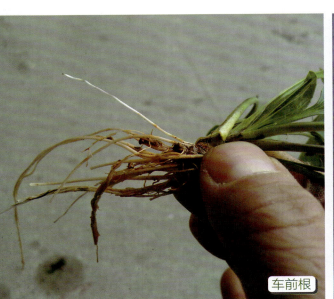

车前根

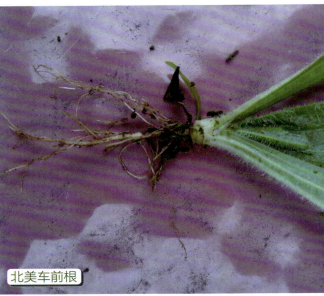

北美车前根

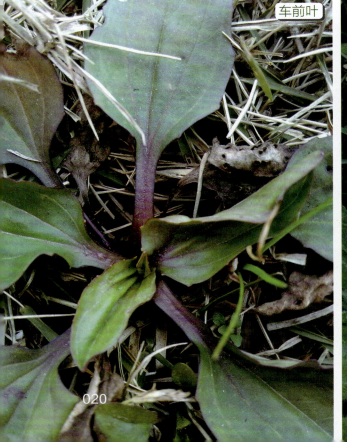

车前叶

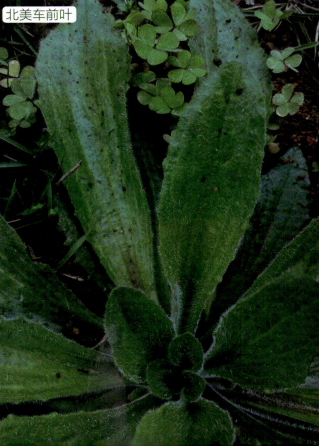

北美车前叶

阿拉伯婆婆纳
Veronica persica Poir.

【科属】车前科婆婆纳属。

【野外识别特征】铺散多分枝草本。茎密生两列柔毛。单叶多互生。总状花序，花单生于苞腋，苞片（腋内生花的称苞片）叶状，花梗长于苞片，花冠蓝色、紫色或蓝紫色，具放射状深蓝色条纹，雄蕊2。蒴果肾形，凹口角度超过90°，宿存花柱超过凹口。

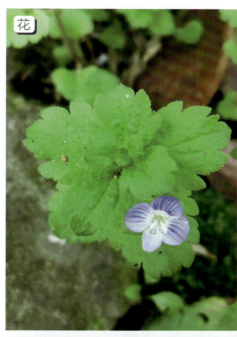
花

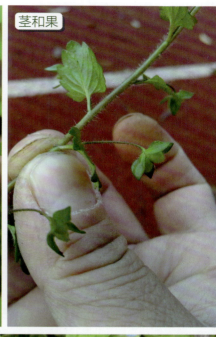
茎和果

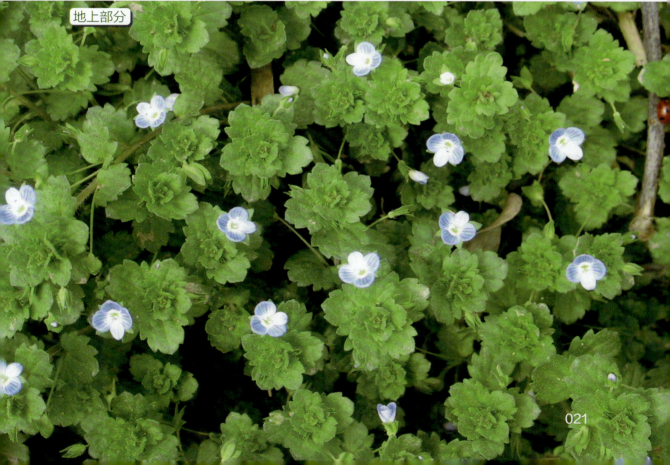
地上部分

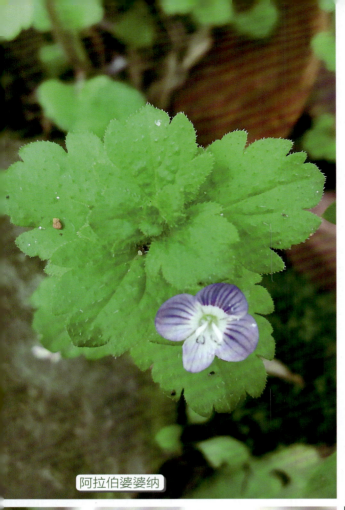
阿拉伯婆婆纳

【生存状态】野生。

【药用价值】全草（肾子草）：辛、苦、咸，平。祛风除湿，壮腰，截疟。用于风湿痹痛，肾虚腰痛，外疟。

【其他价值】可用于绿化或供观赏。

【附方】疥疮：阿拉伯婆婆纳适量，煎水洗患处。

【相似植物辨别】

阿拉伯婆婆纳	直立婆婆纳	婆婆纳
铺散多分枝	茎多直立	铺散多分枝
花梗明显长于苞片（或称苞叶）	花梗极短	花梗比苞片略短
宿存的花柱超出凹口	宿存的花柱不伸出凹口	宿存的花柱与凹口齐或略过之
花冠蓝色、紫色或蓝紫色	花冠蓝紫色或蓝色	花冠淡紫色、蓝色、粉色或白色

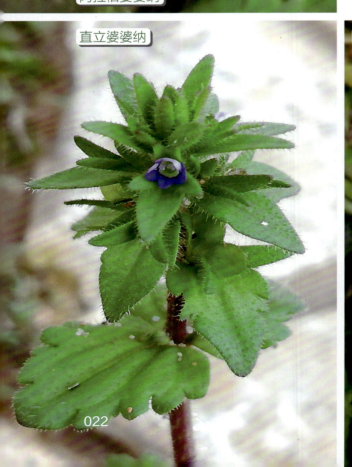
直立婆婆纳

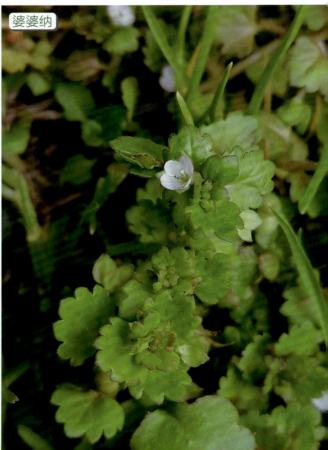
婆婆纳

北水苦荬
Veronica anagallis-aquatica L.

【科属】车前科婆婆纳属。

【野外识别特征】多年生草本。地上茎中空，多肉质。单叶对生，无柄，上部的叶半抱茎，叶缘有尖锯齿；总状花序腋生，花梗与花序轴成锐角。花冠浅蓝色、浅紫色或白色。蒴果近圆形。

【生存状态】野生。

【药用价值】带虫瘿果的全草（水苦荬）：苦，凉。归肺、肝、肾经。清热解毒，活血止血。用于感冒，咽痛，劳伤咯血，痢疾，血淋，月经不调，疮肿，跌打损伤。

【其他价值】嫩苗可蔬食。

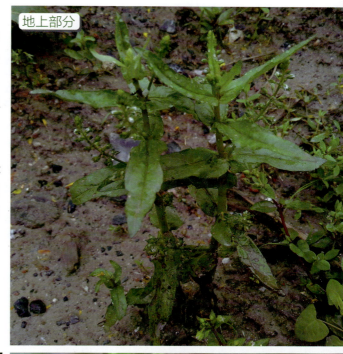
地上部分

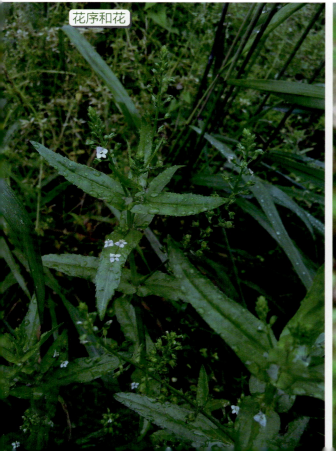
花序和花

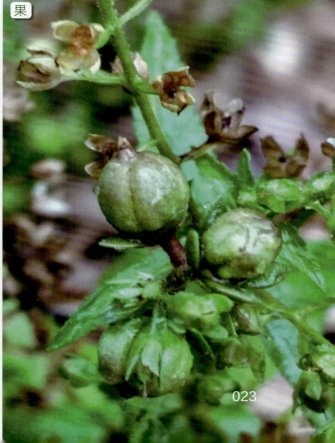
果

荔枝草
Salvia plebeia R.Br.

【科属】唇形科鼠尾草属。

【野外识别特征】一年生或二年生草本。茎、叶均被毛。叶对生，叶上表面荔枝壳样。轮伞花序，花冠多为淡红色、淡紫色、紫色、紫蓝色或蓝色。小坚果倒卵圆形。

【生存状态】野生。

【药用价值】地上部分（荔枝草）：苦、辛，凉。归肺、胃经。清热解毒，凉血散瘀，利水消肿。用于感冒发热，肺热咳嗽，咯血，吐血，尿血，崩漏，痔疮出血，肾炎水肿，白浊，痢疾，痈肿疮毒，湿疹瘙痒，跌打损伤。

【其他价值】药食同源的野菜，中国云南等地区常将其焯水后加以佐料凉拌食用。另外，荔枝草还可分别与红茶、金银花或者百合等搭配来制作茶饮或复合饮品。荔枝草中含有较丰富的抑菌活性成分，抑菌谱较广，可作为植物杀菌剂；也可作为除草剂，抑制杂草的生长，在农业生产上具一定开发利用价值。

【附方】

1. 风火牙痛：荔枝草洗净，含在疼痛的牙齿附近。

2. 乳痈初起：鲜荔枝草叶两片，揉软后塞鼻，如右侧乳腺炎塞左鼻孔，左侧乳腺炎塞右鼻孔。每次塞 20 分钟，1 日塞 2 次。

3. 疥疮、诸种奇痒疮：荔枝草嫩尖叶捣烂取汁涂。

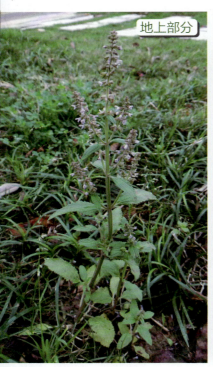
地上部分

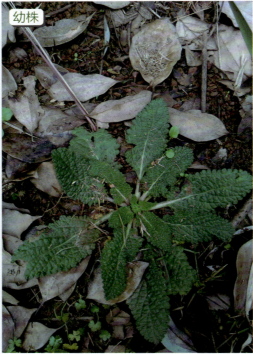
幼株

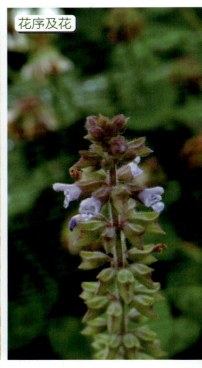
花序及花

益母草
Leonurus japonicus Houtt.

【科属】唇形科益母草属。

【野外识别特征】一年生或二年生草本。茎直立，钝四棱形。异型叶，基生叶具长柄，叶对生。轮伞花序腋生，小苞片刺状，花萼管状钟形，齿5，先端刺尖。花冠粉红色至淡紫红色，唇形花冠。小坚果淡褐色，长圆状三棱形。

【生存状态】野生。

【药用价值】

1. 成熟果实（茺蔚子★）：辛、苦，微寒。归心包、肝经。活血调经，清肝明目。用于月经不调，经闭痛经，目赤翳障，头晕胀痛。

2. 地上部分（益母草★）：苦、辛，微寒。归肝、心包、膀胱经。活血调经，利尿消肿，清热解毒。用于月经不调，痛经经闭，恶露不尽，水肿尿少，疮疡肿毒。

【其他价值】益母草可浸泡后提取纤维，用于制作麻绳。其茎、叶水煮液可防治蚜虫。

【附方】

1. 痛经：益母草 15g，延胡索 6g，水煎服。

2. 荨麻疹：益母草膏，每次 30g，开水冲服，每日 2 次。

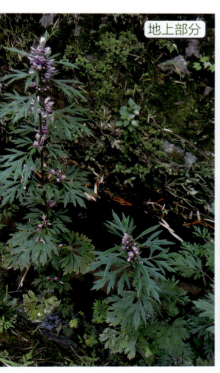
地上部分

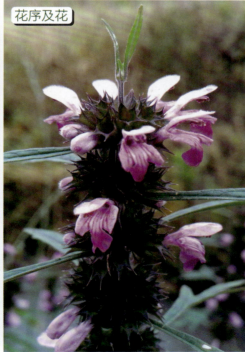
花序及花

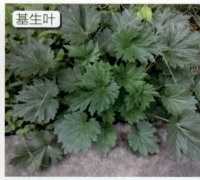
基生叶

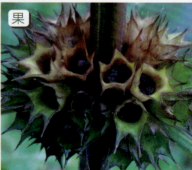
果

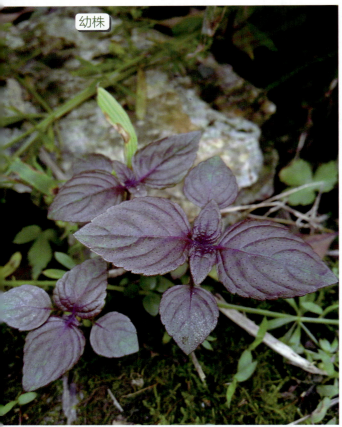
幼株

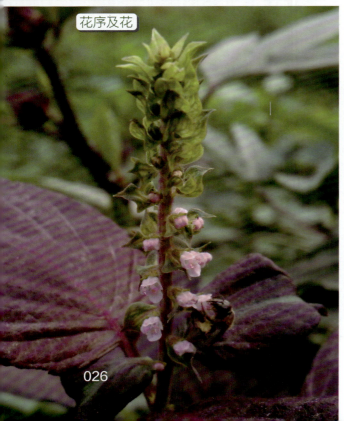
花序及花

紫苏
Perilla frutescens（L.）Britton

【科属】唇形科紫苏属。

【野外识别特征】一年生草本。直立茎，茎绿色或紫色，钝四棱形，密被长柔毛。单叶对生，边缘有粗锯齿，两面绿色或紫色，或仅下面紫色，叶面被毛。轮伞花序2花，组成密被长柔毛、偏向一侧的顶生及腋生总状花序；花冠白色至紫红色，外面略被微柔毛，唇形花冠。小坚果近球形，灰褐色，具网纹。

【生存状态】野生或栽培。

【药用价值】

1. 叶或带嫩枝（紫苏叶★）：辛，温。归肺、脾经。解表散寒，行气和胃。用于风寒感冒，咳嗽呕恶，妊娠呕吐，鱼蟹中毒。

2. 茎（紫苏梗★）：辛，温。归肺、脾经。理气宽中，止痛，安胎。用于胸膈痞闷，胃脘疼痛，嗳气呕吐，胎动不安。

3. 成熟果实（紫苏子★）：辛，温。归肺经。降气化痰，止咳平喘，润肠通便。用于痰壅气逆，咳嗽气喘，肠燥便秘。

【其他价值】叶可供食用，与肉类炖煮可增加香味。种子榨出的油，名为苏子油，可供食用，又可作为糖果香料，还有防腐作用，可用作酱油的防腐剂。茎、叶的汁液可防治棉蚜。

【附方】

1. 食蟹中毒：紫苏叶煮汁饮用。

2. 乳痈肿痛：紫苏叶煎汤频服，并捣烂敷患处。

3. 金疮出血：嫩紫苏叶、桑叶，一起捣烂敷患处。

蓖麻
Ricinus communis L.

【科属】大戟科蓖麻属。

【野外识别特征】一年生粗壮草本或草质灌木，小枝、叶和花序通常被白霜，茎多液汁。单叶互生，叶轮廓近圆形，掌状 7～11 裂，裂缺几达中部，叶柄粗壮，中空。总状花序或圆锥花序顶生，后与叶对生，花雌雄同株，雄花生于花序下部，雌花生于花序上部。蒴果卵球形或近球形，果皮具软刺或平滑。种子表面具斑纹，种阜大。

【生存状态】栽培。

【药用价值】

1. 种子（蓖麻子★）：甘、辛，平；有毒。归大肠、肺经。泻下通滞，消肿拔毒。用于大便燥结，痈疽肿毒，喉痹，瘰疬。

2. 根（蓖麻根）：辛，平；小毒。归心、肝经。祛风解痉，活血消肿。用于破伤风，癫痫，风湿痹痛，痈肿，瘰疬，跌打损伤，脱肛，子宫脱垂。

3. 叶（蓖麻叶）：苦、辛，平；小毒。祛风除湿，拔毒消肿。用于脚气，风湿痹痛，痈肿疮毒，疥癣瘙痒，子宫下垂，脱肛，久嗽痰喘。

4. 成熟种子经榨取并精制得到的脂肪油（蓖麻油★）：润肠通便。用于肠燥便秘。

【其他价值】其油粕可作肥料、家畜饲料、活性炭以及胶卷的原料。蓖麻种子可榨油，为化工、轻工、冶金、机电、纺织、印刷、染料等工业重要原料。茎、枝的皮内富含纤维，为造纸和人造棉的原料。叶可饲蓖麻蚕。叶、种子的水浸液可防治甘薯龟金花虫、稻螟虫、棉蚜等。蓖麻油渣，能杀死多种蜂类。

【附方】

1. 疗疮脓肿：蓖麻子 20 多颗，去壳，与少量食盐、稀饭捣匀，敷患处，每日换 2 次。

2. 颜面神经麻痹：取蓖麻子去壳捣成泥状，敷于患侧下颌关节及口角部（厚约0.3cm），外加纱布绷带固定。每日换药 1 次。

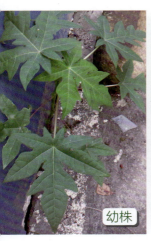 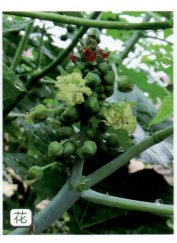 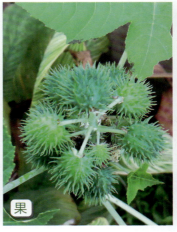 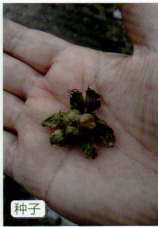

幼株　花　果　种子

大戟科

地锦草
Euphorbia humifusa Willd.ex Schltdl.

【科属】大戟科大戟属。

【野外识别特征】一年生草本。折断茎、叶有白色乳汁流出。茎基部常为红色或淡红色。单叶对生，基部偏斜，叶面绿色，叶背淡绿色或淡红色。花序单生于叶腋。蒴果三棱状卵球形。

【生存状态】野生。

【药用价值】全草（地锦草★）：辛，平。归肝、大肠经。清热解毒，凉血止血，利湿退黄。用于痢疾，泄泻，咯血，尿血，便血，崩漏，疮疖痈肿，湿热黄疸。

【其他价值】叶含鞣质，可提取单宁。嫩茎叶可作饲料。

【附方】

1. 金疮出血不止：地锦草研烂涂于患处。

2. 蛇咬伤：鲜地锦草捣烂敷患处。

3. 趾间鸡眼：先割破，令出血，用地锦草捣烂敷上，甚效。

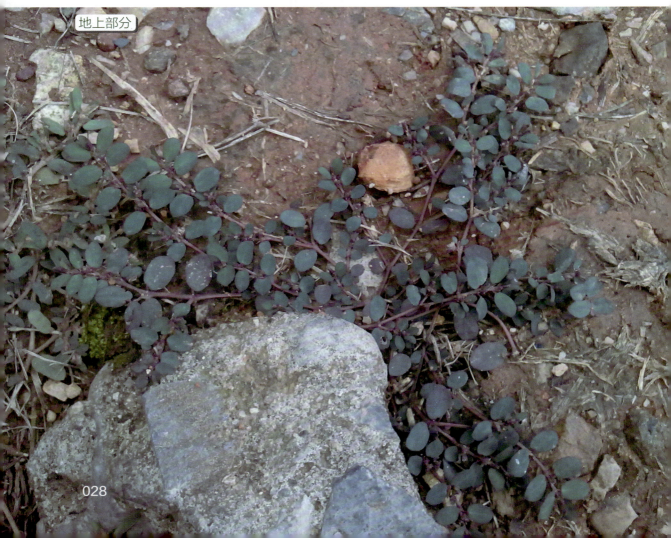

地上部分

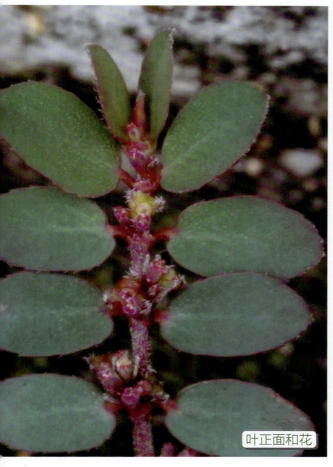

叶正面和花

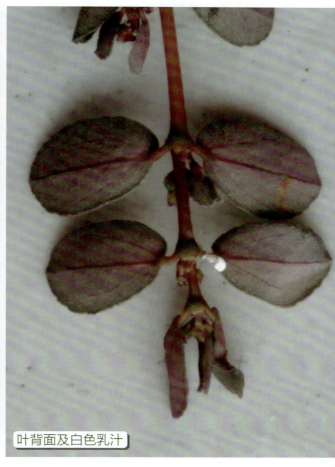

叶背面及白色乳汁

【相似植物辨别】

地锦草	斑地锦草
叶面绿色	叶面绿色，中部常具紫色斑点

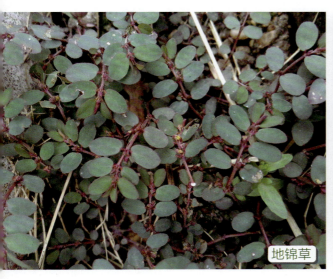

地锦草

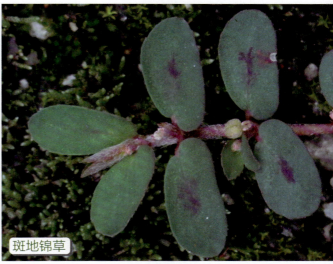

斑地锦草

飞扬草
Euphorbia hirta L.

【科属】大戟科大戟属。

【野外识别特征】一年生草本，全株有乳汁。根纤细，常不分枝。茎单一，被粗硬毛。单叶对生，基部略偏斜；边缘于中部以上有细锯齿，叶背有时具紫色斑，两面均被柔毛，叶背面脉上的毛较密。花序多数，于叶腋处密集成头状。蒴果三棱状，被短柔毛，成熟时分裂为 3 个分果爿。

【生存状态】野生。

【药用价值】全草（飞扬草★）：辛、酸，凉；有小毒。归肺、膀胱、大肠经。清热解毒，利湿止痒，通乳。用于肺痈，乳痈，疔疮肿毒，牙疳，痢疾，泄泻，热淋，血尿，湿疹，脚癣，皮肤瘙痒，产后少乳。

【附方】

1. 肺痈：鲜飞扬全草一握，捣烂，绞汁 50～100mL，用开水冲服。
2. 脚癣：鲜飞扬草 90g，加 75% 酒精 500mL，浸泡 3～5 天，取浸液外擦。

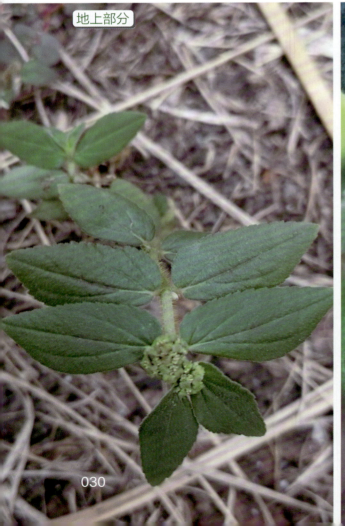
地上部分

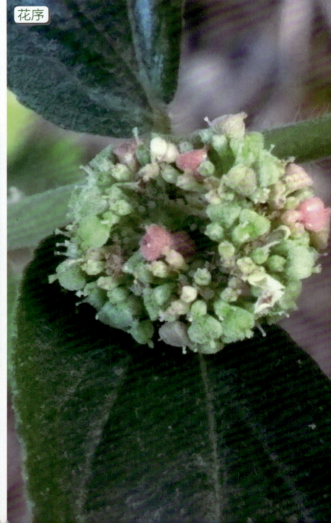
花序

铁苋菜
Acalypha australis L.

【科属】大戟科铁苋菜属。

【野外识别特征】一年生草本。单叶互生。穗状花序腋生；花单性，雌雄同株；雄花集成穗状或头状，生于花序上部；花序下部具雌花，雌花生于苞腋。蒴果绿色，果皮具疏生毛和毛基变厚的小瘤体。

【生存状态】野生。

【药用价值】地上部分（铁苋菜）：苦、涩，凉。归心、肺经。清热解毒，利湿，收敛止血。用于肠炎，痢疾，吐血、衄血、便血、尿血，崩漏；外治痈疖疮疡，皮炎，湿疹。

【其他价值】铁苋菜是苋菜黄连素胶囊的原料之一。嫩叶可以食用。

【附方】

1. 皮炎，湿疹：铁苋菜煎水外洗。

2. 外伤出血：鲜铁苋菜适量，白糖少许，捣烂外敷患处。

3. 疮痈肿毒，蛇虫咬伤：鲜铁苋菜适量，捣烂外敷患处。

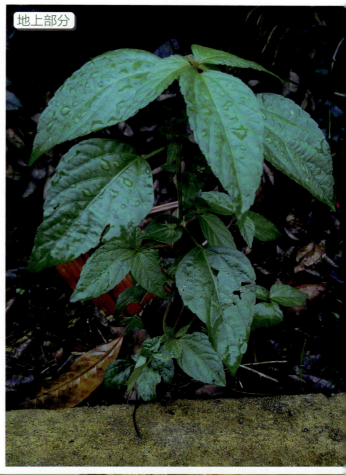

地上部分

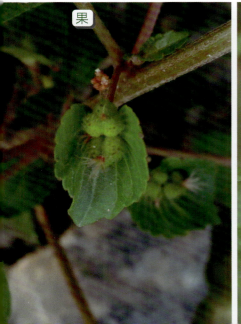

果

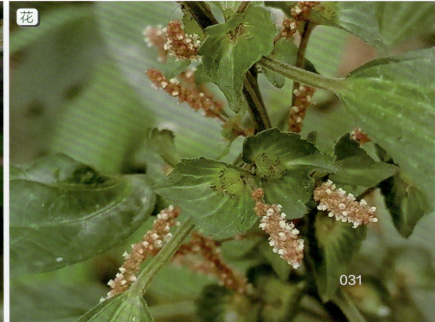

花

乌桕

Triadica sebifera（L.）Small

【科属】大戟科乌桕属。

【野外识别特征】落叶乔木，具乳汁。单叶互生。花单性，雌雄同株，聚集成顶生总状花序，雌花常生于花序轴最下部，雄花生于花序轴上部或有时整个花序全为雄花。蒴果梨状球形，成熟时黑色，室背开裂为 3 瓣，每瓣有种子 1 颗。种子黑色，外被白色、蜡质的假种皮。

【生存状态】栽培。

【药用价值】

1. 叶（乌桕叶）：苦，微温，有毒。归心经。泻下逐水，消肿散瘀，解毒杀虫。用于水肿，大小便不利，腹水，湿疹，疥癣，痈肿疮毒，跌打损伤，毒蛇咬伤。

2. 种子（乌桕子）：甘，凉，有毒。归肾、肺经。拔毒消肿，杀虫止痒。用于湿疹，癣疮，皮肤皲裂，水肿，便秘。

【其他价值】秋叶经霜时如火如荼，冬日白色的乌桕子挂满枝头，经久不凋，因此乌桕既可作观赏树，亦可作行道树。乌桕叶片含有单宁，可以制作黑色染料，用于衣物染色。叶的水浸液对棉蚜、红蜘蛛、金花虫等防治效果良好，对稻螟、稻苞虫也有效，亦可防治稻瘟病。种子外被之蜡质（白色假种皮）称为"桕蜡""桕脂"，可提制"皮油"，是制造高级香皂、雪花膏、蜡纸、蜡烛、甘油、润滑油的重要工业原料，还可以提取硬脂酸和棕榈酸。木材可作车辆、家具和雕刻等的用材。

【附方】

1. 皮肤湿疹溃疡：乌桕叶约 250g，煎水洗患处。

2. 脚癣：乌桕树叶煎汁洗患处。

3. 竹木刺入肉：乌桕种子与冷饭粒共捣烂敷患处，刺即逐渐浮出。

4. 手足皲裂：乌桕子煎水洗患处。

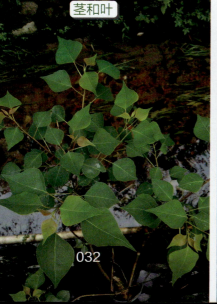
茎和叶

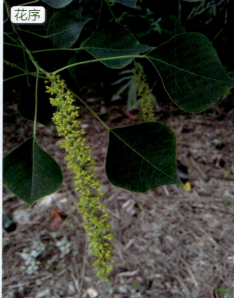
花序

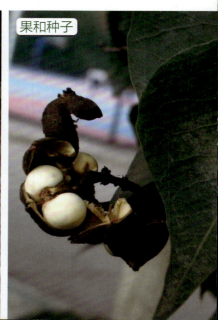
果和种子

葎草
Humulus scandens（Lour.）Merr.

【科属】大麻科葎草属。

【野外识别特征】缠绕草本。茎、枝和叶柄上密生倒刺，单叶对生，掌状 5～7 深裂，表面粗糙，疏被糙伏毛，边缘具锯齿。雌雄异株；雄花小，黄绿色，圆锥花序；雌花序球果状，具白色绒毛。

【生存状态】野生。

【药用价值】全草（葎草）：甘、苦，寒。归肺、肾经。清热解毒、利尿通淋。用于肺热咳嗽，肺痈，虚热烦渴，热淋，水肿，小便不利，湿热泻痢，热毒疮疡，皮肤瘙痒。

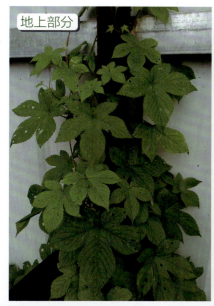
地上部分

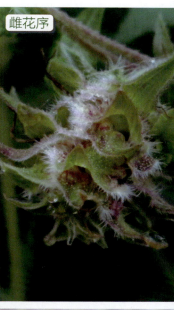
雌花序

【其他价值】茎皮纤维可作造纸原料。种子油可制肥皂。果穗可代啤酒花用。

【附方】

1. 皮肤瘙痒：葎草适量，水煎熏洗患处。

2. 痔疮脱肛：鲜葎草 15g，水煎熏洗患处。

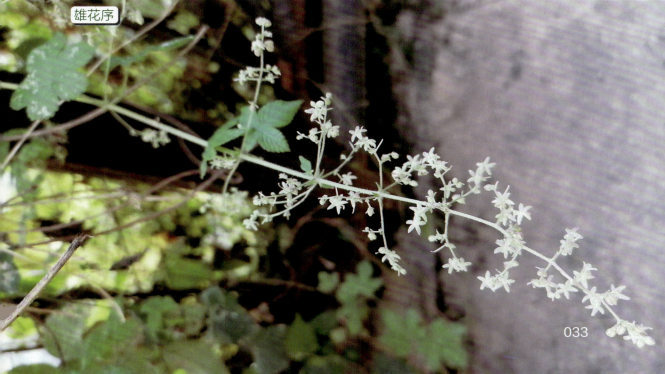
雄花序

033

灯芯草科

灯芯草
Juncus effusus L.

【科属】灯芯草科灯芯草属。

【野外识别特征】多年生草本。根状茎粗壮横走，具须根；地上茎圆柱形，丛生，具纵条纹，茎内充满白色的髓心。无茎生叶，基部具鞘状或鳞片状叶，叶片退化为刺芒状。聚伞花序，含多花，排列紧密或疏散。蒴果黄褐色。

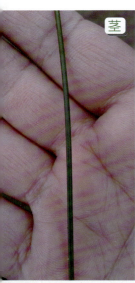
茎

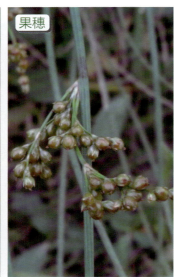
果穗

【生存状态】野生。

【药用价值】

茎髓（灯心草★）：甘、淡，微寒。归心、肺、小肠经。清心火，利小便。用于心烦失眠，尿少涩痛，口舌生疮。

【其他价值】灯芯草可片植于缓坡地带，丛植于石旁、水系中作观赏用。其茎可用于制作草席、枕席、垫盆、编篮、蓑衣、草鞋及工艺品等，茎皮纤维可作编织和造纸原料。

【附方】

1. 水肿：灯心草 120g，水煎服。
2. 失眠、心烦：灯心草 18g，煎汤代茶常服。
3. 伤口流血：用灯心草捣烂敷患处。

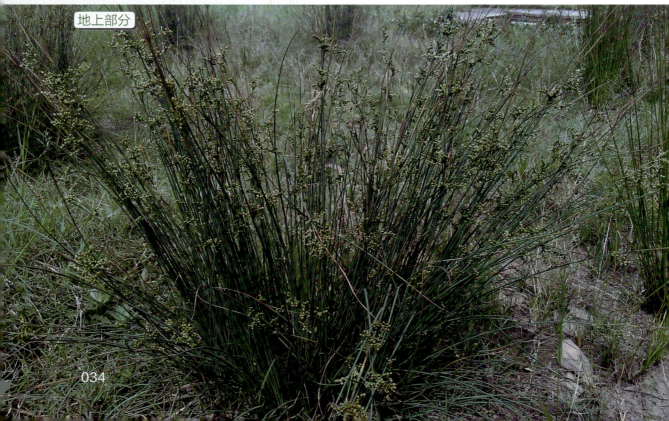
地上部分

枸骨
Ilex cornuta Lindl.& Paxton

【科属】冬青科冬青属。

【野外识别特征】常绿灌木或小乔木。单叶互生，叶厚革质，先端具3枚尖硬刺齿，基部圆形或近截形，两侧各具1~2刺齿。花序簇生于二年生枝的叶腋内，基部宿存鳞片；花淡黄色。果球形，成熟时鲜红色，基部具四角形宿存花萼，顶端宿存柱头盘状。

【生存状态】栽培。

【药用价值】

1.叶（枸骨叶★）：苦，凉。归肝、肾经。清热养阴，益肾，平肝。用于肺痨咯血，骨蒸潮热，头晕目眩。

2.果实（枸骨子）：苦、涩，微温。归肝、肾经。补肝肾，强筋活络，固涩下焦。用于体虚低热，筋骨疼痛，崩漏，带下，泄泻。

【其他价值】叶浓绿有光泽，且叶形奇特，秋冬果实红色，是良好的观叶、观果树种。种子含油，可作为制作肥皂的原料。树皮可作染料和提取栲胶。木材软韧，可用作牛鼻栓。树皮熬胶可粘蚊蝇等。

【附方】

1.肺痨：枸骨嫩叶30g，烘干，开水泡，当茶饮。

2.腰及关节痛：枸骨叶，浸酒饮。

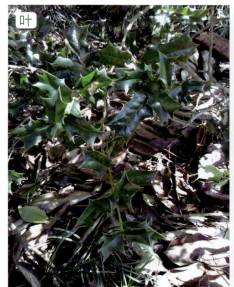
叶

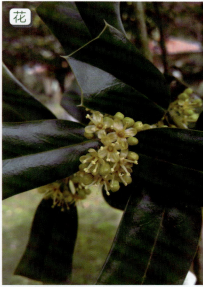
花

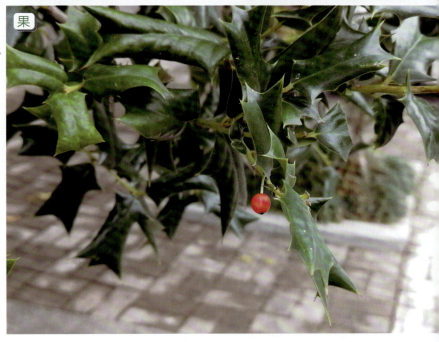
果

豆科

草木樨
Melilotus suaveolens Ledeb.

【科属】豆科草木樨属。

【野外识别特征】二年生草本植物。直立茎。羽状三出复叶互生，托叶镰状线形。总状花序腋生，花黄色。荚果卵球形，先端具宿存花柱，表面具凹凸不平的横向细网纹。

【生存状态】野生。

【药用价值】全草（辟汗草）：辛、甘、微苦，凉；小毒。归肝、脾、胃经。清暑化湿，健胃和中。用于暑湿胸闷，头胀头痛，痢疾，疟疾，淋症，带下，口疮，口臭，疮疡，湿疮，疥癣，淋巴结核。

【其他价值】花蜜多，是很好蜜源植物，也是常见的牧草。

【附方】疟疾：草木樨 30g，煎汤，在疟发前 1 小时服用。

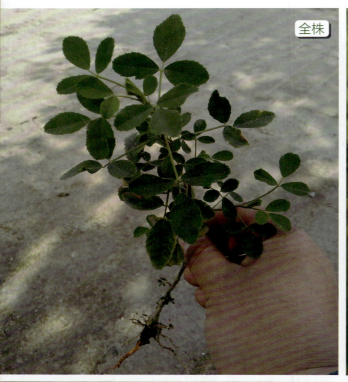
全株

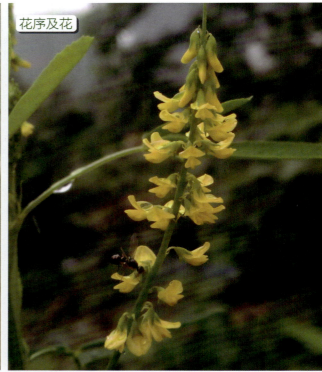
花序及花

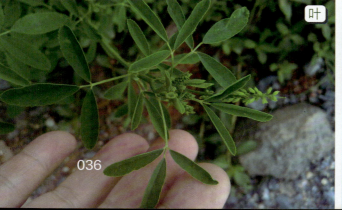
叶

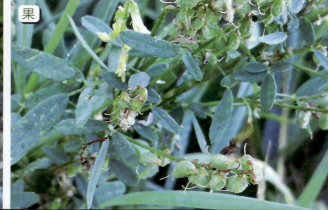
果

036

白车轴草
Trifolium repens L.

【科属】豆科车轴草属。

【野外识别特征】多年生草本。匍匐茎。掌状三出复叶互生，总叶柄细长；叶上具倒"V"字形白斑。花序球形，顶生，花冠白色、乳黄色或淡红色，具香气。

【生存状态】栽培，并在草地、路边呈半自生状态。

【药用价值】全草（三消草）：微甘，平。归心、脾经。清热，凉血，宁心。用于癫病，痔疮出血，硬结肿块。

【其他价值】可作为草坪装饰，用于绿化、观赏。亦为优良牧草和蜜源植物，也可作绿肥，是改土肥田、保持水土的良好植物（堤岸防护草种）。

【附方】

1. 痔疮出血：三消草 30g，酒、水各半煎服。
2. 癫病（精神失常）：三消草 30g，水煎服，并用 15g 捣绒包患者额上，可使患者清醒。

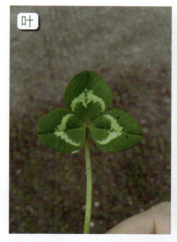
叶

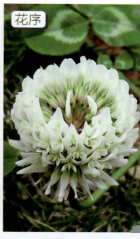
花序

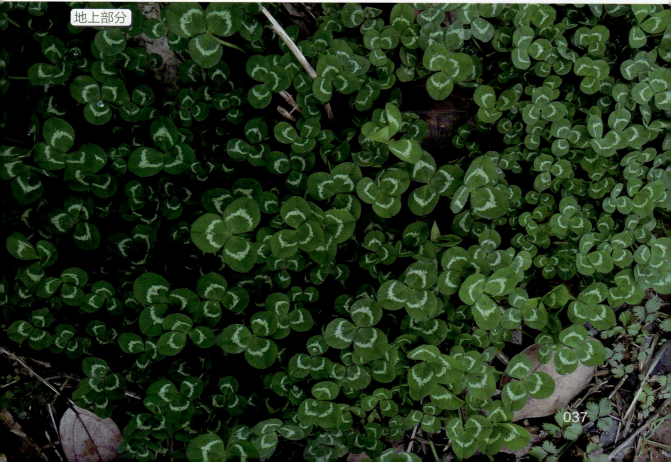
地上部分

豆科

野大豆
Glycine soja Siebold & Zucc.

【科属】豆科大豆属。

【野外识别特征】一年生缠绕草本，全体疏被长硬毛。三出复叶互生，小叶 3。总状花序，蝶形花冠，淡红紫色或白色。荚果密被长硬毛，种子间稍缢缩。

【生存状态】野生。

【药用价值】

1. 茎、叶及根（野大豆藤）：甘，凉。归肝、脾经。清热敛汗，舒筋止痛。用于盗汗，劳伤筋痛，胃脘痛，小儿食积。

2. 种子（野大豆）：甘，凉。归肾经。补益肝肾，祛风解毒。用于肾虚腰痛，风痹，筋骨疼痛，阴虚盗汗，内热消渴，目昏头晕，产后风痉，小儿疳积，痈肿。

【其他价值】全株为家畜喜食的饲料，可栽作牧草、绿肥和水土保持植物。茎皮纤维可织麻袋。种子可制酱、酱油和豆腐等，也可榨油，其油粕是优良的饲料和肥料。

【附方】盗汗：野大豆藤 30～120g，红枣 30～60g，加糖煮水饮用。

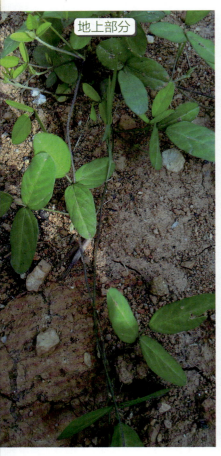
地上部分

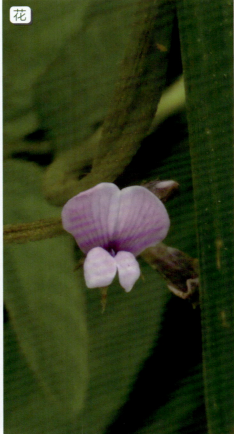
花

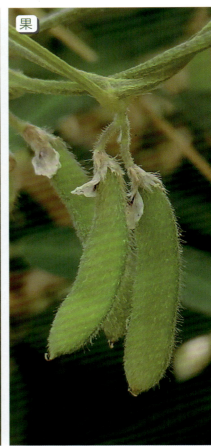
果

合欢
Albizia julibrissin Durazz.

【科属】豆科合欢属。

【野外识别特征】落叶乔木。二回羽状复叶互生，小叶镰形。头状花序于枝顶排成圆锥花序；花萼筒状，先端5齿裂，花冠漏斗状，先端5裂；雄蕊多数，基部结合，花丝细长，上部淡红色，长约为花冠管的3倍以上。荚果带状，不开裂。

【生存状态】栽培。

【药用价值】

1. 树皮（合欢皮★）：甘，平。归心、肝、肺经。解郁安神，活血消肿。用于心神不安，忧郁失眠，肺痈，疮肿，跌扑伤痛。

2. 花序或花蕾（合欢花★）：甘，平。归心、肝经。解郁安神。用于心神不安，忧郁失眠。

【其他价值】合欢开花如绒簇，十分可爱。此外，其对二氧化硫、氯化氢等有害气体有较强的抗性，常被栽植为城市行道树、观赏树。木材红褐色，纹理直，结构细，虽干燥时易裂，但可制家具、枕木等。嫩叶可食，老叶可以用于洗衣。树皮可提制栲胶。

【附方】跌打损伤疼痛：合欢花末6g，酒调服。

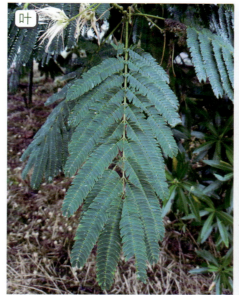
叶

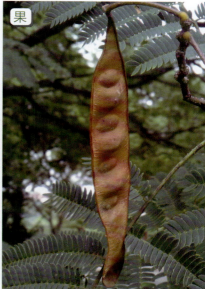
果

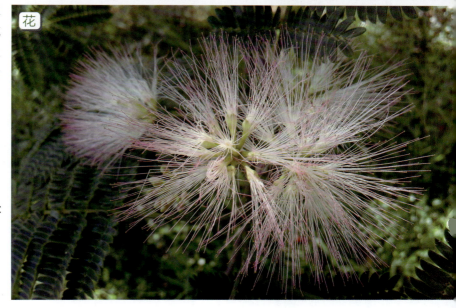
花

槐
Styphnolobium japonicum（L.）Schott

【科属】豆科槐属。

【野外识别特征】落叶乔木。奇数羽状复叶互生，叶柄基部膨大，包裹着芽。圆锥花序顶生，花萼浅钟状，具5浅齿，花冠乳白色或黄白色，旗瓣近圆形，有紫色脉纹。荚果串珠状。

【生存状态】栽培。

【药用价值】

1. 花及花蕾（槐花★）：苦，微寒。归肝、大肠经。凉血止血，清肝泻火。用于便血，痔血，血痢，崩漏，吐血，衄血，肝热目赤，头痛眩晕。

2. 果实（槐角★）：苦，寒。归肝、大肠经。清热泻火，凉血止血。用于肠热便血，痔肿出血，肝热头痛，眩晕目赤。

3. 叶（槐叶）：苦，平。归肝、胃经。清肝泻火，凉血解毒，燥湿杀虫。用于小儿惊痫，壮热，肠风，尿血，痔疮，湿疹，疥癣，痈疮疔肿。

【其他价值】槐树为良好的行道树、庭荫树、园林绿化树和优良的蜜源植物。木材可用于建造建筑、船舶、车辆，制作枕木，也可用于雕刻。种仁含淀粉，可供酿酒或作糊料、饲料。种子可榨油供工业用及制酱油。花蕾置灶上烘烤并使其发酵变褐色，置于冷水缸中煮沸，即成黄色染料。花及根在农业上用于制作杀虫剂。果实的外皮可制饴糖、葡萄糖和酿酒。

【附方】银屑病：槐花炒黄研成细粉，每次3g，每日2次，饭后用温开水送服。

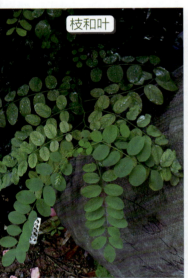
枝和叶

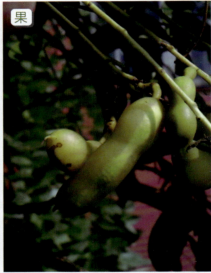
果

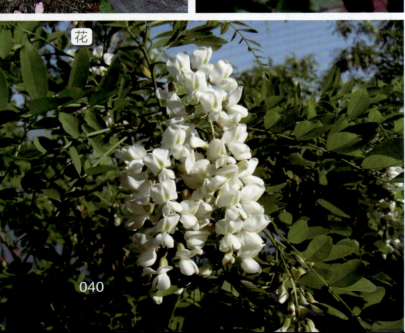
花

紫云英
Astragalus sinicus L.

【科属】豆科黄芪属。

【野外识别特征】二年生草本。茎多分枝，匍匐，疏被白色柔毛。奇数羽状复叶互生，托叶离生，基部互相多少合生，具缘毛；小叶下面散生白色柔毛。总状花序呈伞形；花萼钟状，被白色柔毛；花冠紫红色或橙黄色。荚果线状长圆形，黑色，具隆起的网纹。

【生存状态】野生。

【药用价值】

1. 种子（紫云英子）：辛，凉。归肝经。祛风明目。用于目赤肿痛。

2. 全草（红花菜）：甘、辛，平。归心、肝、肺经。清热解毒，祛风明目，凉血止血。用于咽喉痛，风痰咳嗽，目赤肿痛，疔疮，带状疱疹，疥癣，痔疮，齿衄，外伤出血，月经不调，带下，血小板减少性紫癜。

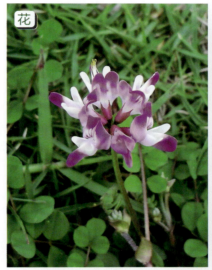
花

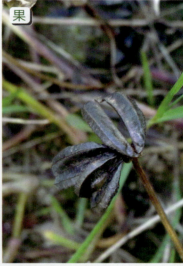
果

【其他价值】紫云英为重要的蜜源植物、绿肥作物和牲畜饲料，其嫩梢亦供蔬食。但是在畜牧中使用紫云英时要注意，虽然可以用其当作牛、马、羊等动物的饲料，但不宜过多，不然很可能引起腹胀。

【附方】

1. 疔毒：红花菜捣烂，敷疔疮周围，露头。

2. 痔疮：红花菜适量，捣汁，敷于外痔；内痔用红花菜30g，水煎服。

3. 火眼：紫云英捣烂敷患处。

4. 外伤出血：紫云英叶捣烂敷患处。

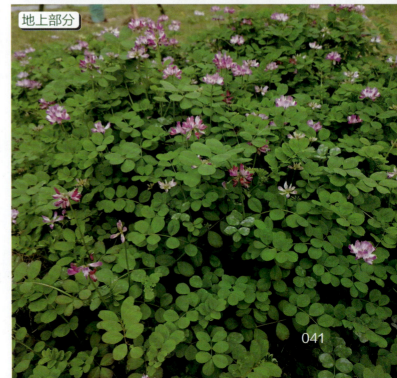
地上部分

鸡眼草

Kummerowia striata（Thunb.）Schindl.

【科属】豆科鸡眼草属。

【野外识别特征】一年生草本。茎和枝上被倒生的白色细毛。三出羽状复叶互生，托叶大，膜质。花小，单生或2~3朵簇生于叶腋，花冠粉红色或紫色。

【生存状态】野生。

【药用价值】全草（鸡眼草）：甘、辛、微苦，平。归肝、脾、肺、肾经。清热解毒，健脾利湿，活血止血。用于感冒发热，暑湿吐泻，黄疸，痈疖疮疡，痢疾，疳疾，血淋，咯血，衄血，跌打损伤，赤白带下。

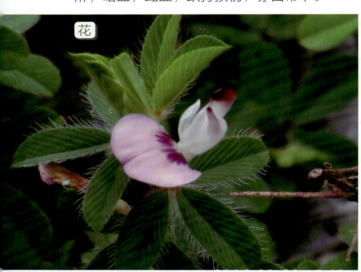

花

【其他价值】鸡眼草是优良的保土植物；也可与早春旺盛生长的植物配置，供观赏；同时还是优良的牧草，加工成的鸡眼草干草粉是猪和家禽的上等粗饲料。

【附方】

1. 中暑发痧：鲜鸡眼草90~120g，捣烂冲开水服。

2. 小儿疳积：鸡眼草15g，水煎服。

3. 小便不利：鲜鸡眼草30~60g，水煎服。

4. 跌打损伤：鸡眼草捣烂外敷患处。

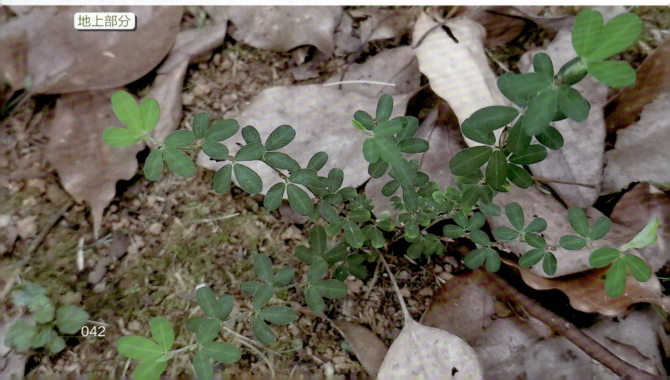

地上部分

天蓝苜蓿
Medicago lupulina L.

【科属】豆科苜蓿属。

【野外识别特征】一年或二年生或多年生草本。全株被柔毛或有腺毛。茎平卧或上升，多分枝。三出复叶互生。花序小，头状，具 10～20 花，花黄色。荚果肾形，具同心弧形脉纹，被疏毛，有 1 种子。

【生存状态】野生。

【药用价值】全草（老蜗生）：甘、苦、微涩，凉；小毒。归肺、肝、胆、肾经。清热利湿，舒筋活络，止咳平喘，凉血解毒。用于湿热黄疸，热淋，石淋，风湿痹痛，咳喘，痔血，指疔，毒蛇咬伤。

【其他价值】天蓝苜蓿是各种畜禽均喜食的优质牧草。

【附方】

1. 蛇头疔：天蓝苜蓿加盐卤捣烂包敷，每日换 1～2 次。
2. 蜈蚣、黄蜂、蛇咬伤：天蓝苜蓿捣烂外敷患处。

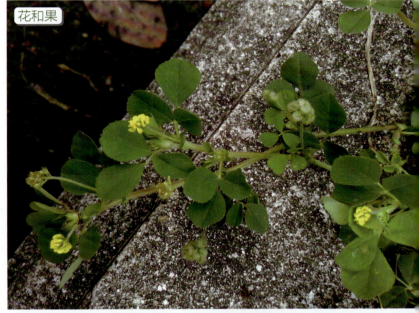

花和果

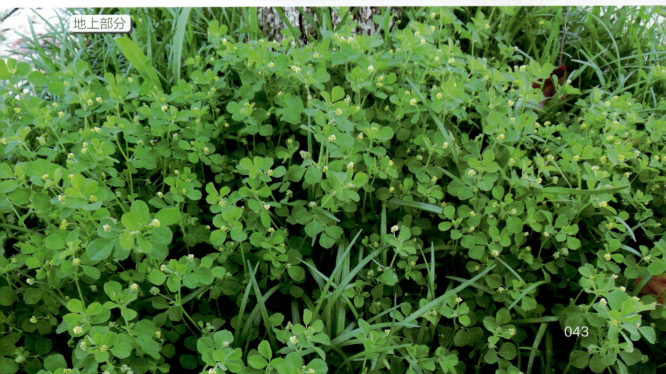

地上部分

紫荆
Cercis chinensis Bunge

【科属】豆科紫荆属。

【野外识别特征】落叶丛生或单生灌木。单叶互生，基部浅至深心形。花紫红色或粉红色，簇生于老枝和主干上，常先于叶开放，（9）+1 型二体雄蕊。荚果扁狭长形，不开裂。

【生存状态】栽培。

【药用价值】

1. 树皮（紫荆皮）：苦，平。归肝、脾经。活血，通淋，解毒。用于妇女月经不调，瘀滞腹痛，风湿痹痛，小便淋痛，喉痹，痈肿，疥癣，跌打损伤，蛇虫咬伤。

2. 木部（紫荆木）：苦，平；无毒。归肝、肾经。活血，通淋。用于妇女月经不调，瘀滞腹痛，小便淋沥涩痛。

3. 果实（紫荆果）：甘、微苦，平。归心、肺经。止咳平喘，行气止痛。用于咳嗽多痰，哮喘，心口痛。

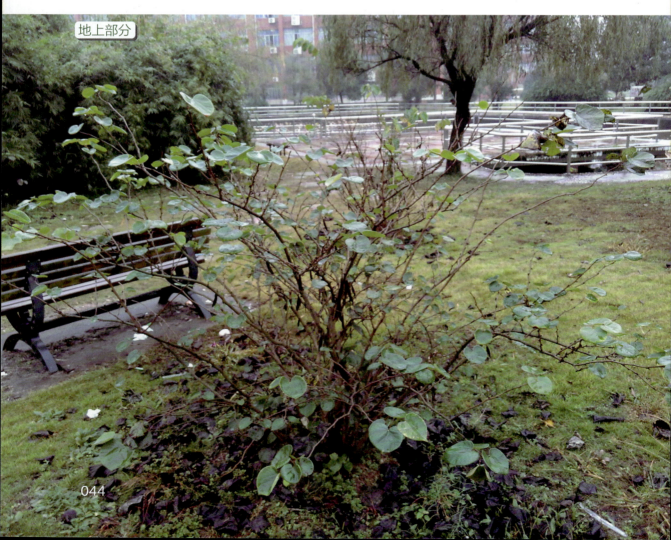

地上部分

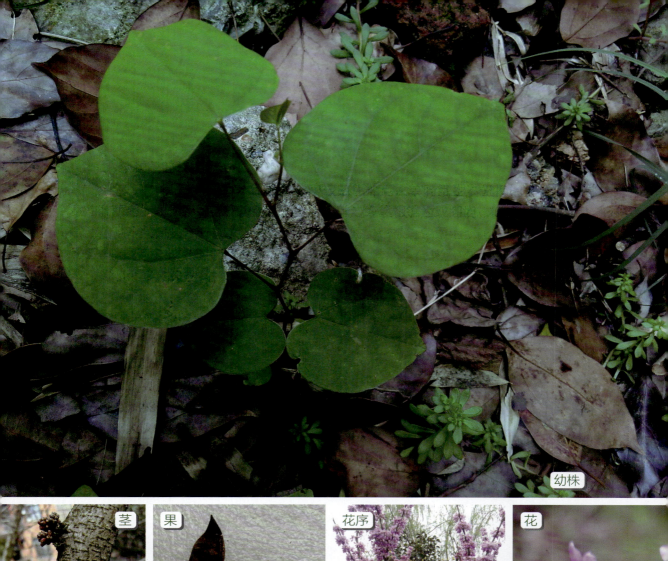

幼株

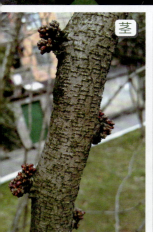

茎

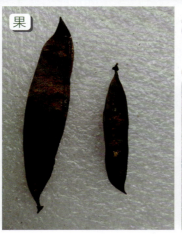

果

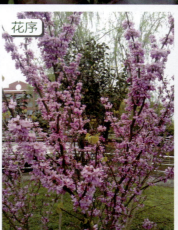

花序

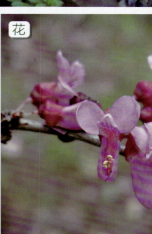

花

4. 花（紫荆花）：苦，平。归肝、脾、小肠经。清热凉血，通淋解毒。用于热淋，血淋，疮疡，风湿筋骨痛。

【其他价值】紫荆是一种美丽的木本花卉植物，常用于园林绿化及观赏。

【附方】

1. 疯狗咬伤：鲜紫荆根皮酌加砂糖捣烂，敷伤口周围。

2. 妇人遗尿症：紫荆根皮 15～24g，酒水各半炖煮，去药渣取滤液服用。

杜英科

杜英
Elaeocarpus decipiens Hemsl.

【科属】杜英科杜英属。

【野外识别特征】常绿乔木，幼枝有微毛。叶革质，单叶互生。总状花序牙刷状，生于叶腋及无叶老枝上，花白色，花瓣上半部撕裂，裂片14～16。核果椭圆形。

【生存状态】栽培。

【药用价值】根：辛，凉。散瘀消肿。用于跌打、损伤、瘀肿。

【其他价值】该树在秋冬至早春时节，部分树叶转为绯红色，红绿相间，鲜艳悦目，为良好的行道树和园林绿化树种。此外，树皮可作染料；树干为栽培香菇的良好段木；木材亦可供制作家具；果实可食用；种子可榨油，种子油可用于制作肥皂和润滑油。

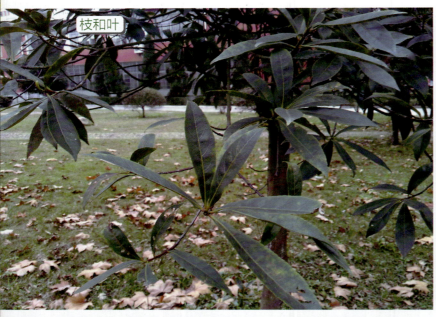
枝和叶

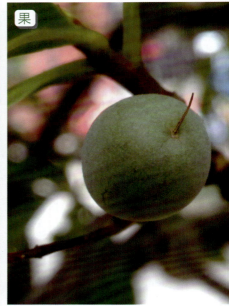
果

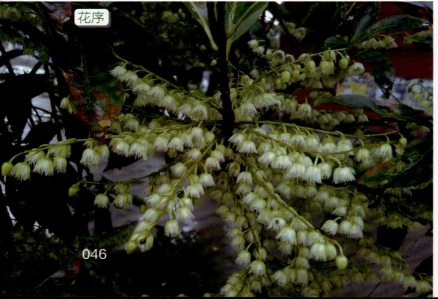
花序

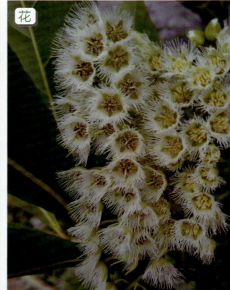
花

杜仲
Eucommia ulmoides Oliv.

【科属】杜仲科杜仲属。

【野外识别特征】落叶乔木。树皮内含白色橡胶丝。单叶互生，内含白色橡胶丝。雌雄异株，花生于当年枝基部，与叶同时开放，或先叶开放。翅果周围具薄翅。

【生存状态】栽培。

【药用价值】

1. 树皮（杜仲★）：甘，温。归肝、肾经。补肝肾，强筋骨，安胎。用于肝肾不足，腰膝酸痛，筋骨无力，头晕目眩，妊娠漏血，胎动不安。

2. 树叶（杜仲叶★）：微辛，温。归肝、肾经。补肝肾，强筋骨。用于肝肾不足，头晕目眩，腰膝酸痛，筋骨痿软。

【其他价值】树皮分泌的硬橡胶可作为工业原料及绝缘材料。木材可供建筑及制家具使用。初生嫩叶可食。

【附方】妇人胞胎不安：杜仲不计多少，去粗皮细锉，瓦上焙干，捣碎过筛取细粉末，将制成的枣泥加水煮开，加入药粉搅拌均匀，揉成团，做成子弹大小，每服一丸，嚼烂，用糯米汤送服。

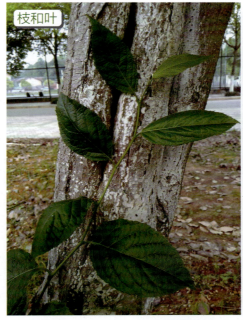
枝和叶

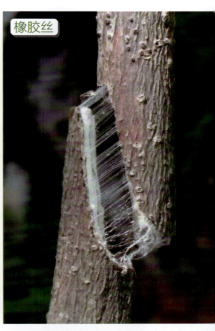
橡胶丝

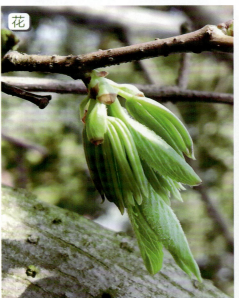
花

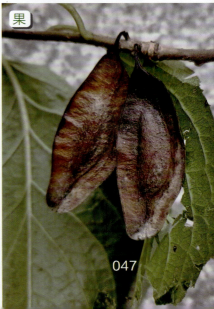
果

047

防己
Botryodiscia tetrandra（S.Moore）L.Lian & Wei Wang

【科属】防己科防己属。

【野外识别特征】多年生落叶缠绕草质藤本。根肉质；小枝有直线纹。单叶互生，叶柄盾状着生叶，基部微凹或近截平，掌状脉 9~10 条。花序头状，于腋生、长而下垂的枝条上作总状式排列。核果红色。

【生存状态】野生。

【药用价值】根（防己★）：苦，寒。归膀胱、肺经。祛风止痛，利水消肿。用于风湿痹痛，水肿脚气，小便不利，湿疹疮毒。

【附方】关节痛：防己酒（生药与酒的比例为 1：10，浸泡 60 天），每次 10~20mL，每日 2~3 次。

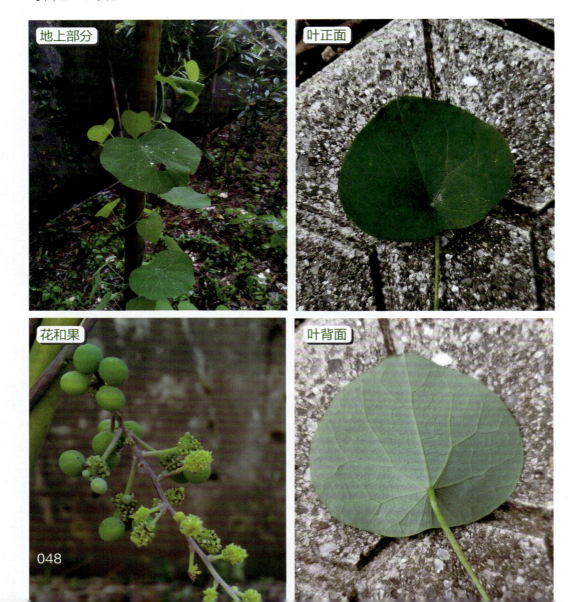

地上部分　叶正面　花和果　叶背面

千金藤
Stephania japonica（Thunb.）Miers

【科属】防己科千金藤属。

【野外识别特征】稍木质藤本。根条状。单叶互生，叶基部常微圆，下面粉白，叶柄盾状着生。复伞形聚伞花序腋生，小聚伞花序密集呈头状。果实成熟时红色。果核背部有 2 行小横肋状雕纹。

【生存状态】野生。

【药用价值】根或茎叶（千金藤）：苦、辛，寒。归肺、肾、膀胱、肝经。清热解毒，祛风止痛，利水消肿。用于咽喉肿痛，痈肿疮疖，毒蛇咬伤，风湿痹痛，胃痛，脚气，水肿。

【其他价值】其果实为红色球形，叶形奇特且容易繁殖，可在庭院和厂矿单位作为垂直绿化植物。其块根富含淀粉，还可用于酿酒和制作食品。

【附方】

1. 咽喉肿痛：鲜千金藤根 15～30g，水煎服。

2. 瘴疟：千金藤根 15～30g，水煎服。

3. 肿毒：千金藤叶捣烂敷患处。

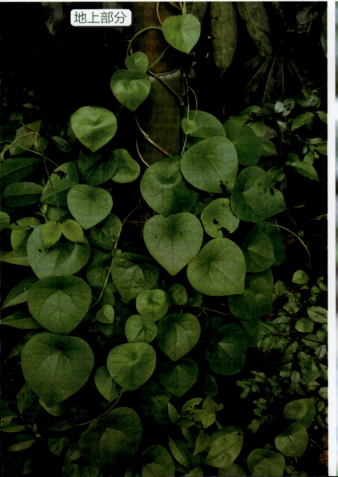
地上部分

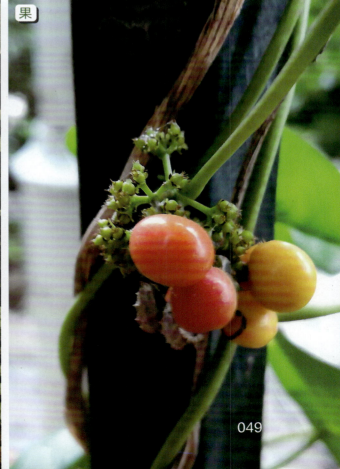
果

凤仙花
Impatiens balsamina L.

【科属】凤仙花科凤仙花属。

【野外识别特征】一年生草本。具多数纤维状根。茎肉质，下部节常膨大。单叶多互生，叶柄两侧具数对具柄的腺体。花单生或2~3朵簇生于叶腋，白色、粉红色或紫色，单瓣或重瓣，具萼距。蒴果宽纺锤形，两端尖，密被柔毛，熟时一触即裂，弹裂而成5枚旋卷的果瓣。

【生存状态】栽培。

【药用价值】

1. 种子（急性子★）：微苦、辛，温；小毒。归肺、肝经。破血，软坚，消积。用于癥瘕痞块，经闭，噎膈。

2. 花（凤仙花）：甘、苦，微温。祛风除湿，活血止痛，解毒杀虫。用于风湿，肢体痿废，腰胁疼痛，产后瘀血未尽，跌打损伤，骨折，痈疽疮毒，毒蛇咬伤，白带，鹅掌风，灰指甲。

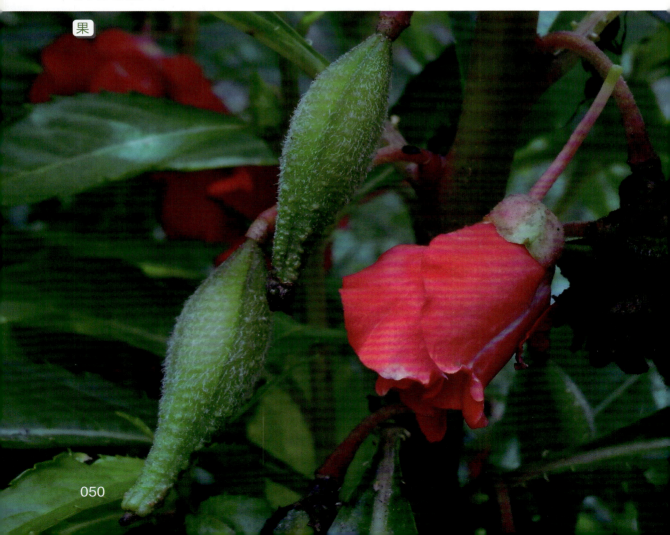

果

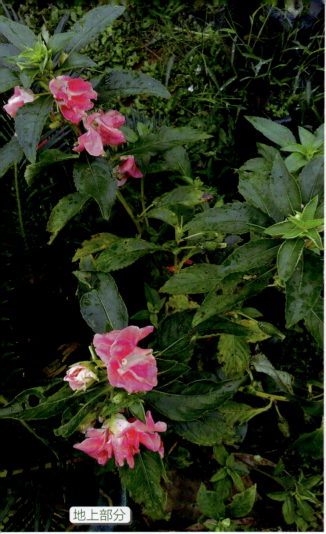

地上部分

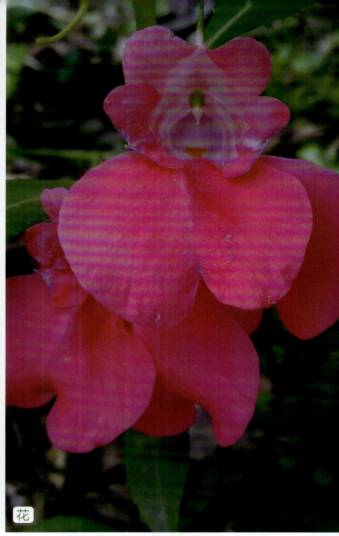

花

3. 茎（凤仙透骨草）：苦、辛，温；小毒。祛风湿，活血，解毒。用于风湿痹痛，跌打肿痛，闭经，痛经，痈肿，丹毒，鹅掌风，蛇虫咬伤。

4. 根（凤仙根）：苦、辛，平。活血止痛，利湿消肿。用于跌扑肿痛，风湿骨痛，带下，水肿。

【其他价值】可供观赏。中国民间百姓常用其花及叶染指甲，花瓣捣碎后加大蒜汁等黏稠物，可染指甲，染甲数次以后可以根治灰指甲。

【附方】

1. 鹅掌风：鲜凤仙花外搽患处。

2. 灰指甲：白凤仙花捣烂外敷患处。

3. 跌扑伤，红肿紫瘀，溃烂：凤仙根、茎捣烂敷患处。

4. 蛇头疔：鲜凤仙取下半截连根叶用，捣烂敷肿处；或同甜酒酿糟捣烂敷患处。

5. 指甲炎肿痛：鲜风仙叶一握。洗净后加些红糖，共捣烂，敷患处，每日换2次。

6. 蛇咬伤：鲜凤仙全草150g，捣烂绞汁服，渣敷患处。

7. 打伤肿痛：凤仙叶捣成泥，涂肿破处，药干即换，一夜血散。冬季则用预采的干叶研成末，水调涂患处。

海桐科

海桐
Pittosporum tobira（Thunb.）W.T.Aiton

【科属】海桐科海桐属。

【野外识别特征】常绿灌木或小乔木。单叶聚生于枝顶，革质，全缘。伞形花序或伞房状伞形花序顶生或近顶生，密被黄褐色柔毛，花白色，有芳香，后变黄色。蒴果圆球形，有棱或呈三角形，3片裂开，果片木质，具横格。种子多数，多角形，红色。

【生存状态】栽培。

【药用价值】枝、叶：杀虫，外用煎水洗疥疮。

【其他价值】海桐四季常青，花香浓郁，种子红艳，为著名的观叶、观果植物。对二氧化硫等有毒气体及海潮有较强的抗性，既为环保树种。又为海岸防潮林、防风林及矿区绿化的重要树种，并适宜作城市隔音带和防火林带的下木。

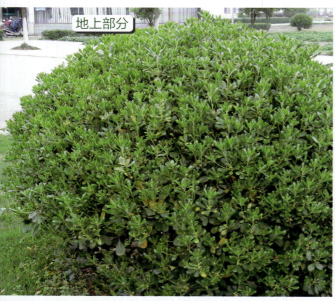
地上部分

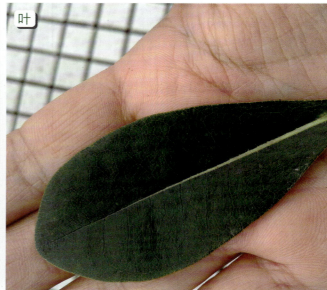
叶

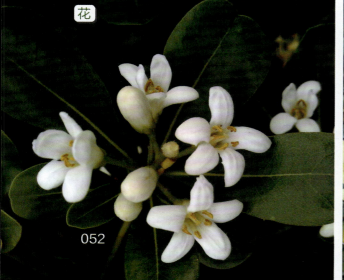
花

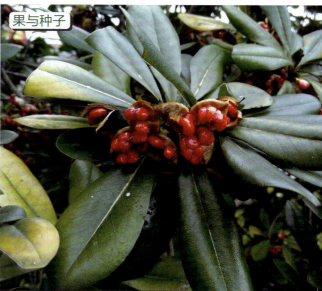
果与种子

白茅
Imperata cylindrica（L.）P.Beauv.

【科属】禾本科白茅属。

【野外识别特征】多年生草本。具粗壮且长的根状茎，秆直立，具1~3节。叶鞘聚集于秆基，甚长于其节间，质地较厚，老后破碎呈纤维状。圆锥花序稠密，小穗基盘具丝状柔毛，花柱细长，柱头2，紫黑色，羽状，自小穗顶端伸出。成熟的果序被白色长柔毛。

【生存状态】野生。

【药用价值】根茎（白茅根★）：甘，寒。归肺、胃、膀胱经。凉血止血，清热利尿。用于血热吐血、衄血，尿血，热病烦渴，湿热黄疸，水肿尿少，热淋涩痛。

【其他价值】白茅根茎可以食用，处于花苞时期的花穗可以鲜食。白茅含糖分多，可供制糖和酿酒。秆、叶为造纸原料，可制书写纸和印刷纸，又可制作蓑衣；嫩时为牛、马饲料。

【附方】

1. 吐血不止：白茅根一握，水煎服。

2. 血热鼻衄：白茅根汁20mL，饮用。

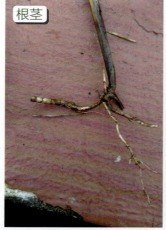

根茎

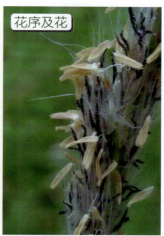

花序及花

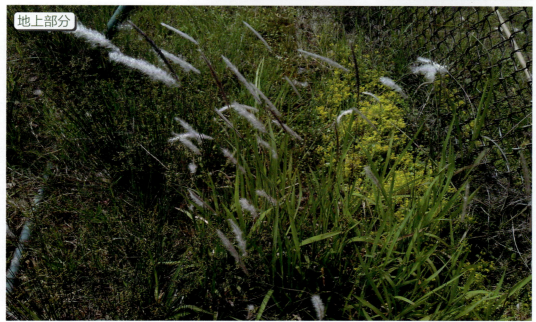

地上部分

狗尾草
Setaria viridis（L.）P.Beauv.

【科属】禾本科狗尾草属。

【野外识别特征】一年生草本。根须状。秆直立或基部膝曲。叶片扁平，叶舌极短，边缘有纤毛。圆锥花序紧密呈圆柱状或基部稍疏离。

【生存状态】野生。

【药用价值】全草（狗尾草）：甘、淡，凉。归心、肝经。清热利湿，祛风明目，解毒，杀虫。用于风热感冒，黄疸，小儿疳积，痢疾，小便涩痛，目赤涩痛、肿痛，痈肿，寻常疣，疮癣。

【其他价值】秆、叶肥大而柔嫩，为牲畜的好饲料，是牛、驴、马、羊爱吃的植物。小穗可提炼糠醛。全草水煮液可喷杀菜虫。花序宿存经久不凋，可供观赏。广种于中国北方和西南山地的旱作谷物粟就是从野生的青狗尾草驯化而来。

【附方】长期视物不清：狗尾草研末，蒸羊肝服。

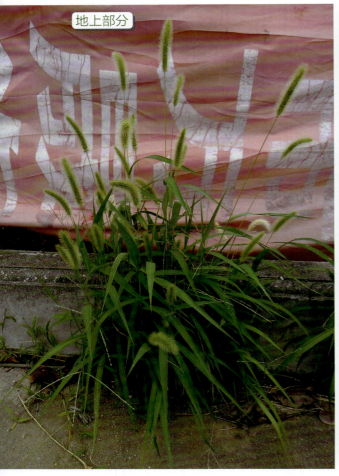

地上部分

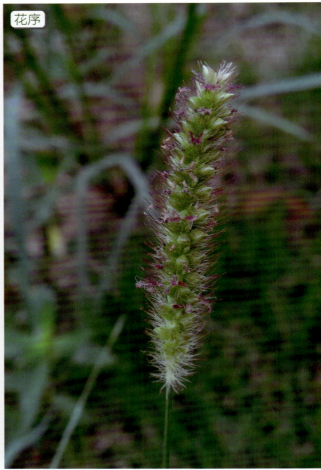

花序

看麦娘
Alopecurus aequalis Sobol.

【科属】禾本科看麦娘属。

【野外识别特征】一年生。秆少数丛生，节处常膝曲。叶片扁平，上面脉疏被微刺毛，下面粗糙。圆锥花序圆柱状，花药橙黄色。

【生存状态】野生。

【药用价值】全草（看麦娘）：淡，凉。清热利湿，止泻，解毒。用于水肿，水痘，泄泻，黄疸型肝炎，赤眼，毒蛇咬伤。

【其他价值】看麦娘可作为猪、牛、羊、兔等动物的优良牧草。

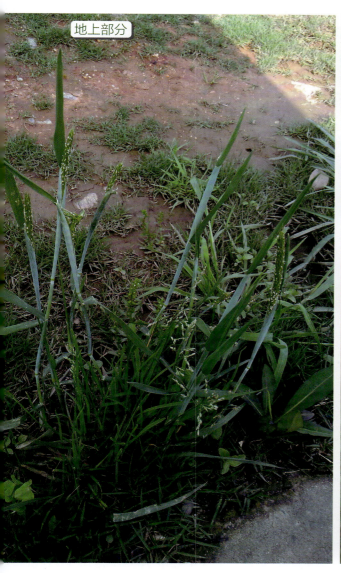

地上部分

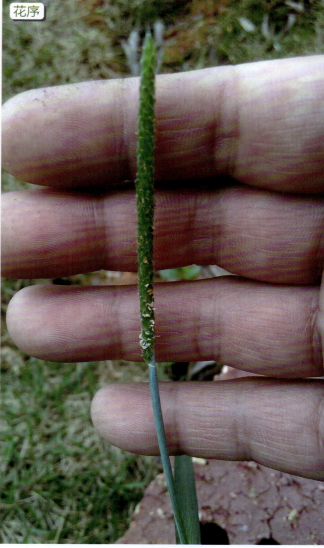

花序

芦竹
Arundo donax L.

【科属】禾本科芦竹属。

【野外识别特征】多年生草本，具发达根状茎。秆粗大直立，坚韧。叶鞘长于节间，叶片扁平，基部白色，抱茎，具叶舌。圆锥花序极大型。

【生存状态】栽培。

【药用价值】

1. 根茎（芦竹根）：苦，寒，甘。清热泻火，生津除烦，利尿。用于热病烦渴，虚劳骨蒸，吐血，热淋，小便不利，风火牙痛。

2. 茎秆经烧炙而沥出的液汁（芦竹沥）：苦，寒。清热镇惊。用于小儿高热惊风。

3. 嫩苗（芦竹笋）：苦，寒。清热泻火。用于肺热吐血，骨蒸潮热，头晕，热淋，聤耳，牙痛。

【其他价值】芦竹秆为制管乐器中簧片的材料。其茎纤维是制优质纸浆和人造丝的原料。幼嫩枝叶是牲畜的良好青饲料。芦竹茎秆还可以编织各种日用品，整根可制作菜架杆和篱笆等。

【附方】

1. 肺热吐血：芦竹笋 500g，捣取汁加白糖服。

2. 中耳炎：芦竹笋捣汁加冰片滴耳心。

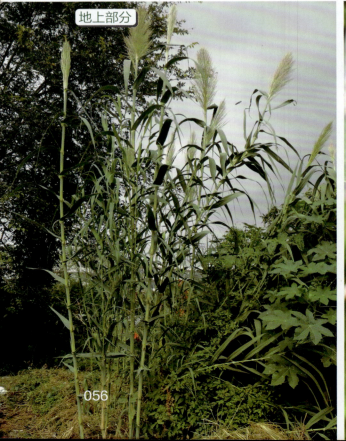
地上部分

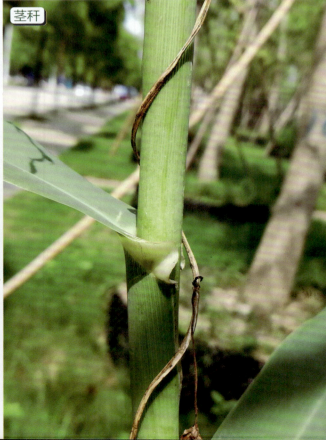
茎秆

牛筋草
Eleusine indica（L.）Gaertn.

【科属】禾本科穇属。

【野外识别特征】一年生草本。须根系发达。秆丛生。叶线形。穗状花序 2～7 个，指状着生于秆顶。

【生存状态】野生。

【药用价值】全草（牛筋草）：甘、淡，凉。归肝经。清热利湿，凉血解毒。用于伤暑发热，小儿惊风，流行性乙型脑炎，流行性脑脊髓膜炎，黄疸，淋证，小便不利，痢疾，便血，疮疡肿痛，跌打损伤。

【其他价值】全株可作饲料，又为优良保土植物。

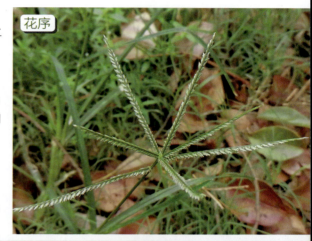
花序

【附方】

1.高热，抽筋，神昏：鲜牛筋草 120g，水 3 碗，炖煮至药液量为 1 碗，加食盐少许，12 小时内服完。

2.伤暑发热：鲜牛筋草 60g，水煎服。

3.淋浊：鲜牛筋草 60g，水煎服。

4.预防流行性乙型脑炎：鲜牛筋草 60～120g，水煎代茶饮。

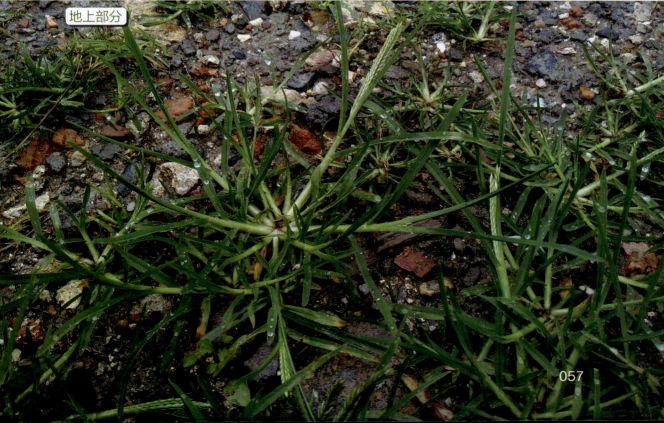
地上部分

枫杨
Pterocarya stenoptera C.DC.

【科属】胡桃科枫杨属。

【野外识别特征】落叶乔木。叶多为偶数羽状复叶，互生，叶轴两侧有狭翅；小叶基部歪斜，上面被有细小的浅色疣状凸起。雌雄同株，葇荑花序，与叶同时开放，花单性，雄性花序单独生于去年生枝条上叶痕腋内，雌花序单生新枝顶端。小坚果长椭圆形，果翅狭，常有纵脊，两侧有由小苞片发育增大的果翅，具近于平行的脉。

【生存状态】栽培。

【药用价值】

1. 果实（麻柳果）：苦，温。归肺经。温肺止咳，解毒敛疮。用于风寒咳嗽，疮疡肿毒，天疱疮。

2. 根或根皮（麻柳树根）：苦、辛，热；有毒。祛风止痛，杀虫止痒，解毒敛疮。用于风湿痹痛，牙痛，疥癣，疮疡肿毒，溃疡日久不敛，汤火烫伤，咳嗽。

【其他价值】木材可供雕刻、制家具、制印材及制火柴杆等。枫杨树姿、树冠、枝、叶及果实等都极具观赏价值，是常见的庭园树、行道树，也是江、河、湖畔优良的绿化树种和护岸防浪的首选树种。此外，枫杨对氟、氯有较强的净化能力，可以用于净化空气、保护环境。其枝、叶、树皮及根皮含单宁，可提取栲胶，亦可用作黑色染料。树皮纤维丰富，可作纤维原料，用于纺织、制纤维板、制胶合板、制绳索、造纸、制人造棉等。果实可作饲料、酿酒，种子可榨油并可加工制成肥皂或润滑剂。茎皮及树叶煎水或捣碎制成粉剂，可防治稻螟、蚜虫，毒杀蝼蛄、地老虎、菜青虫、钉螺，灭蛆虫、孑孓等；还可毒鱼。

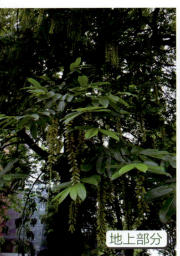
地上部分

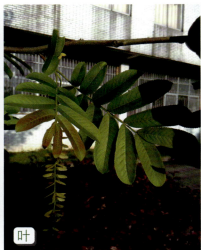
叶

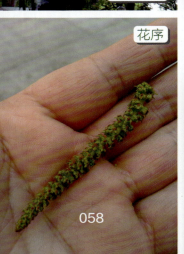
花序

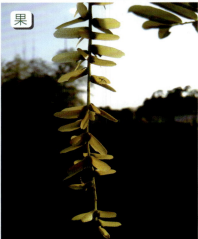
果

【附方】

1. 天疱疮：枫杨嫩叶及果实各500g，煎水洗澡，忌入口。

2. 风湿麻木，寒湿脚痛：麻柳树根泡酒服。

栝楼
Trichosanthes kirilowii Maxim.

【科属】葫芦科栝楼属。

【野外识别特征】多年生草质攀缘藤本。块根粗大肥厚，富含淀粉。单叶互生，叶片常3~5浅裂至中裂。花雌雄异株，雄花3~8，排列成总状花序，有时单生；雌花单生；花冠白色，裂片顶端中央具1绿色尖头，两侧具丝状流苏。果实椭圆形或圆形，成熟时黄褐色或橙黄色。种子卵状椭圆形，扁，棱线近边缘。

【生存状态】栽培。

【药用价值】

1.根（天花粉★）：甘、微苦，微寒。归肺、胃经。清热泻火，生津止渴，消肿排脓。用于热病烦渴，肺热燥咳，内热消渴，疮疡肿毒。

2.成熟果实（瓜蒌★）：甘、微苦，寒。归肺、胃、大肠经。清热涤痰，宽胸散结，润燥滑肠。用于肺热咳嗽，痰浊黄稠，胸痹心痛，结胸痞满，乳痈，肺痈，肠痈，大便秘结。

3.果皮（瓜蒌皮★）：甘，寒。归肺、胃经。清热化痰，利气宽胸。用于痰热咳嗽，胸闷胁痛。

4.种子（瓜蒌子★）：甘，寒。归肺、胃、大肠经。润肺化痰，滑肠通便。用于燥咳痰黏，肠燥便秘。

【其他价值】栝楼的外形奇特，色彩艳丽，可用于园林垂直绿化和室内观赏。瓜蒌子可食用。

【附方】

1.消渴：取大栝楼根（天花粉），去皮，切细，水泡5天，每天换水。5天后取出捣碎，过滤，澄粉，晒干。每服1匙，水化下。1天服3次。

又方：用栝楼根切薄，炙过，取150g加水5L煮至4L，随意饮服。

2.折伤肿痛：用栝楼根捣烂涂患处，厚布包住，热除，痛即止。

3.流行性腮腺炎：天花粉、绿豆等量，共研末，加入冷开水调成糊状，外搽患处，每天3~4次。

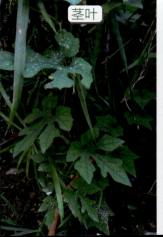
茎叶

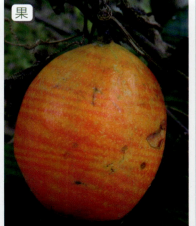
果

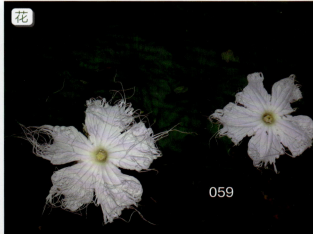
花

络石
Trachelospermum jasminoides（Lindl.）Lem.

【科属】夹竹桃科络石属。

【野外识别特征】常绿木质藤本，全株具乳汁。单叶对生。二歧聚伞花序腋生或顶生，花白色，芳香，花冠5裂，右向旋转排列。

【生存状态】野生。

【药用价值】带叶藤茎（络石藤★）：苦，微寒。归心、肝、肾经。祛风通络，凉血消肿。用于风湿热痹，筋脉拘挛，腰膝酸痛，喉痹，痈肿，跌扑损伤。

【其他价值】络石茎皮纤维可制绳索、造纸及制人造棉。花芳香，可提取"络石浸膏"。在园林中多作地被，或盆栽观赏，为芳香花卉。

【附方】

1. 筋骨痛：络石藤30~60g，浸酒服。
2. 外伤出血：络石藤适量，晒干研末，将粉末撒在患处，包扎。

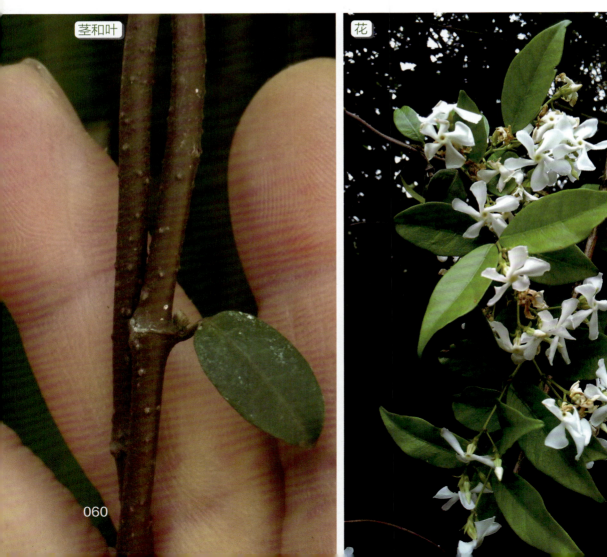

茎和叶

花

长春花

Catharanthus roseus（Linn.）G.Don

【科属】夹竹桃科长春花属。

【野外识别特征】半灌木。株有水液，茎近方形，有条纹。单叶对生。聚伞花序腋生或顶生，有花2～3朵；花冠高脚碟状。蓇葖果双生，直立，平行或略叉开。种子黑色，具有颗粒状小瘤。

【生存状态】栽培。

【药用价值】全草（长春花）：苦，寒；有毒。归肝、肾经。解毒抗癌，清热平肝。用于多种癌肿，高血压，痈肿疮毒，烫伤。折断长春花茎叶而流出的白色乳汁，有剧毒，不可误食。

【其他价值】可供观赏。

【附方】

1. 急性淋巴细胞白血病：长春花15g，水煎服。

2. 疮疡肿毒，烧烫伤：长春花鲜叶适量，捣烂外敷患处。

3. 高血压：长春花全草6～9g，水煎服。

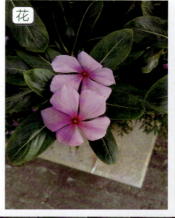

花

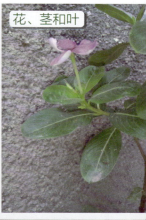

花、茎和叶

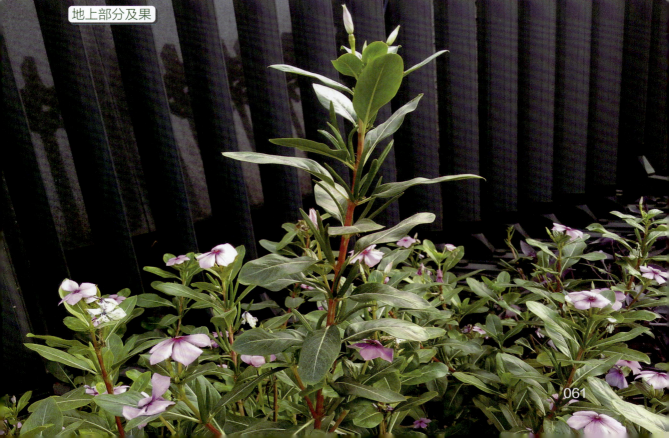

地上部分及果

接骨草
Sambucus javanica Reinw.ex Blume

【科属】荚蒾科接骨木属。

【野外识别特征】高大草本或亚灌木。茎有棱。奇数羽状复叶。大型复伞形花序顶生，花冠白色，仅基部联合。果实红色，近圆形。

【生存状态】野生。

【药用价值】

1. 茎叶（陆英）：甘、微苦，平。归肝、肾经。祛风，利湿，舒筋，活血。用于风湿痹痛，腰腿痛，水肿，黄疸，跌打损伤，产后恶露不行，风疹瘙痒，丹毒，疮肿。

2. 根（陆英根）：甘、酸，平。祛风，利湿，活血，散瘀，止血。用于风湿疼痛，头风，腰腿痛，带下，跌打损伤，骨折，癥积，咯血，吐血，风疹瘙痒，疮肿。

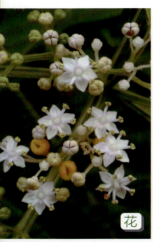
花

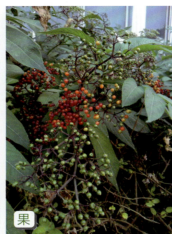
果

【其他价值】接骨草枝叶碧绿，株型优美，生长迅速，能快速达到绿化养眼效果，是一种非常好的观赏性植物。

【附方】

1. 肾炎水肿：陆英全草 30～60g，水煎服。

2. 跌打扑伤损及关节扭伤：用接骨草叶捣烂敷患处。

3. 疥癞，牛皮癣疮：用陆英叶阴干为末，小油调涂患处。

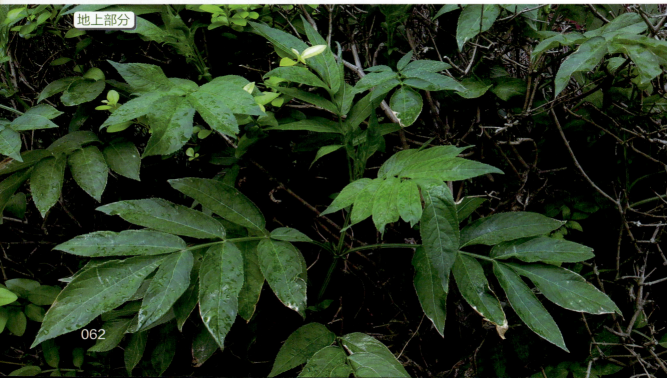
地上部分

檵木
Loropetalum chinense（R.Br.）Oliv.

【科属】金缕梅科檵木属。

【野外识别特征】灌木或小乔木。嫩枝、新叶、花序、花萼背面和果，均有星状毛。单叶互生，叶基部不对称。花多朵簇生枝端，花瓣 4 片，带状，白色，比新叶先开放，或与嫩叶同时开放。木质蒴果卵圆形。

【生存状态】栽培。

【药用价值】

1. 花（檵花）：甘、涩，平。归肝、脾、大肠经。清热止咳，收敛止血。用于肺热咳嗽，咯血，鼻衄，便血，痢疾，泄泻，崩漏。

2. 根（檵花根）：苦、涩，微温。归肝、胃、大肠经。止血，活血，收敛固涩。用于咯血，吐血，便血，外伤出血，崩漏，产后恶露不尽，风湿关节疼痛，跌打损伤，泄泻，痢疾，带下，脱肛。

3. 叶（檵花叶）：苦、涩，凉。归肝、胃、大肠经。收敛止血，清热解毒。用于咯血，吐血，便血，崩漏，产后恶露不尽，紫癜，暑热泻痢，跌打损伤，创伤出血，肝热目赤，喉痛。

【其他价值】观赏价值高，常用于制作盆景及园林造景。种子可榨油。

【相似植物辨别】

檵木	红花檵木（檵木的变种）
花瓣白色	花瓣紫红色

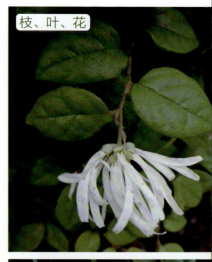
枝、叶、花

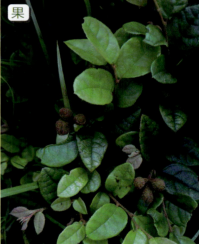
果

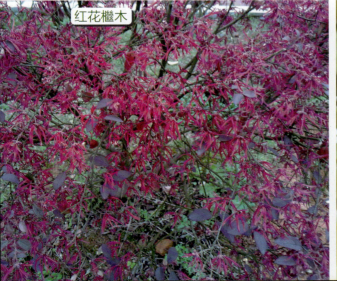
红花檵木

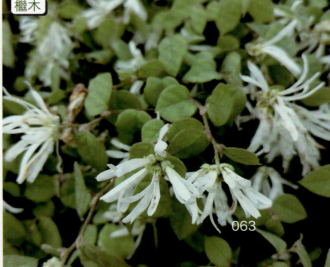
檵木

金丝桃
Hypericum monogynum L.

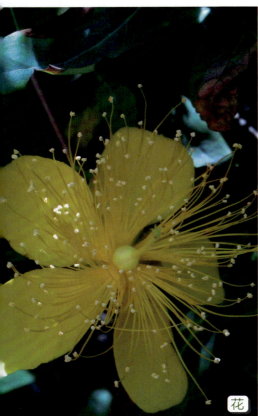

花

【科属】金丝桃科金丝桃属。

【野外识别特征】半常绿灌木。茎红色，幼时具纵线棱及两侧压扁，很快为圆柱形。单叶对生。花序成疏松的近伞房状，花瓣金黄色至柠檬黄色，雄蕊 5 束，每束有雄蕊 25～35 枚，其呈束状纤细的雄蕊花丝也灿若金丝。蒴果多宽卵珠形。

【生存状态】栽培。

【药用价值】全株（金丝桃）：苦，凉。归心、肝经。清热解毒，散瘀止痛，祛风湿。用于肝炎，肝脾肿大，急性咽喉炎，结膜炎，疮疖肿毒，蛇咬及蜂蜇伤，跌打损伤，风寒性腰痛。

【其他价值】金丝桃花朵美丽，可供观赏，也可作切花材料。

【附方】

1. 风湿性腰痛：金丝桃根 30g，鸡蛋 2 枚，水煎 2 小时，吃蛋喝汤，每日 2 次分服。

2. 蝮蛇、银环蛇咬伤：鲜金丝桃根加食盐适量，捣烂，外敷伤处，每日换 1 次。

3. 疖肿：鲜金丝桃叶加食盐适量，捣烂，外敷患处。

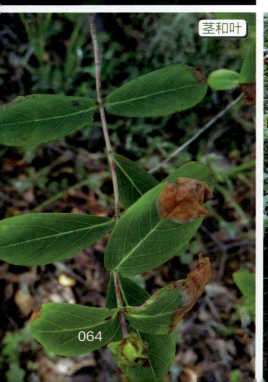

茎和叶

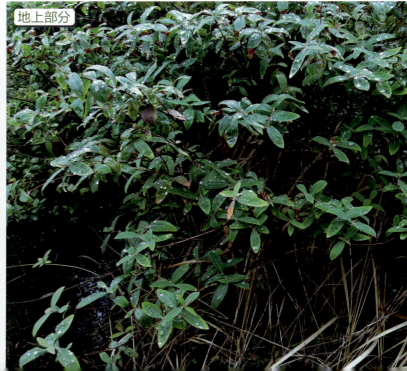

地上部分

七星莲
Viola diffusa Ging.

【科属】董菜科董菜属。

【野外识别特征】一年生草本，常具白色柔毛；花期生出地上匍匐枝，匍匐枝先端具莲座状叶丛，通常生不定根。基生叶丛生呈莲座状，或于匍匐枝上互生；花较小，淡紫色或浅黄色，具长梗，生于基部叶或匍匐枝叶丛的叶腋间；蒴果长圆形。

【生存状态】野生。

【药用价值】全草（地白草）：苦、辛，寒。归肺、肝经。清热解毒，散瘀消肿，止咳。用于疮疡肿毒，眼结膜炎，肺热咳嗽，百日咳，黄疸型肝炎，带状疱疹，水火烫伤，跌打损伤，骨折，毒蛇咬伤。

【其他价值】现蕾期前的幼嫩植株，可凉拌、炒食、煲汤、做馅、腌渍等。

【附方】

1. 淋浊：鲜地白草 24～30g，用水煎成半碗，饭前服，每日服 2 次。

2. 疔疮，背痛，眼红赤肿（热火所致）：鲜地白草一握，用冷开水洗净，和冬蜜捣烂后贴患处，每日换 2 次。

3. 蛇咬伤：鲜地白草一握，洗净，和雄黄 3g 捣烂后贴患处。

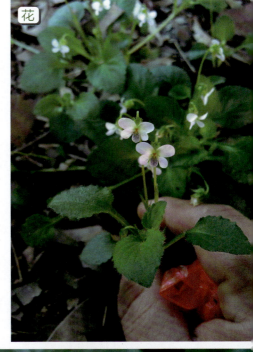

花

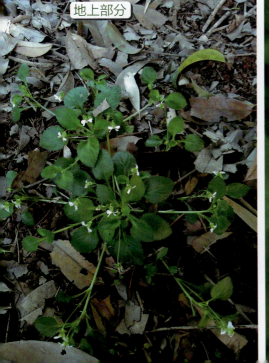

地上部分

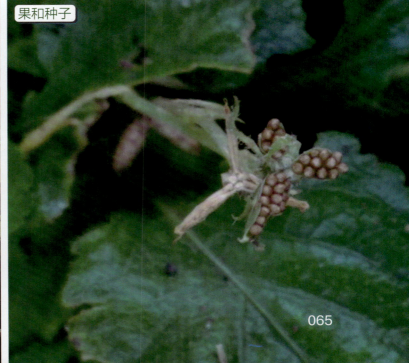

果和种子

冬葵
Malva verticillata var.crispa L.

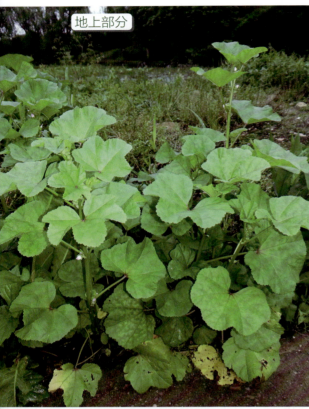

地上部分

【科属】锦葵科锦葵属。

【野外识别特征】一年生草本。单叶互生，掌状分裂，基部心形，边缘具细锯齿，并极皱缩扭曲。花小，白色，单生或数朵簇生于叶腋。果实扁球形，分果爿 11。种子肾形，暗褐色。

【生存状态】栽培。

【药用价值】成熟果实（冬葵果★）：甘、涩，凉。清热利尿，消肿。用于尿闭，水肿，口渴，尿路感染。

【其他价值】冬葵可栽培供观赏，亦可食用。其幼苗或嫩茎叶可炒食、做汤、做馅，口感柔滑，味美、清香；老叶可晒干制粉，与面粉一起蒸食。

【附方】

1. 肺炎：冬葵煮稀饭服。
2. 咽喉肿痛：冬葵叶、花，阴干，煎水含漱。
3. 盗汗：冬葵子 9g，水煎兑白糖服。

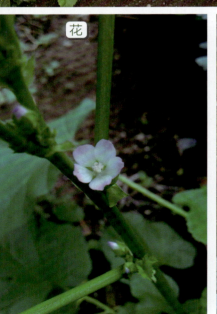

花

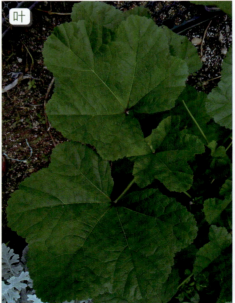

叶

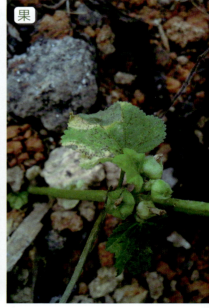

果

木芙蓉
Hibiscus mutabilis L.

【科属】锦葵科木槿属。

【野外识别特征】落叶灌木或小乔木。小枝、叶柄、花梗和花萼均密被毛。单叶互生，掌状浅裂。花单生于枝端叶腋，具线形副萼片，花初开时白色或淡红色，后变深红色，单体雄蕊。蒴果球形，室背开裂为 5 瓣。

【生存状态】栽培。

【药用价值】

1. 花（木芙蓉花）：辛、微苦，凉。归肺、心、肝经。清热解毒，凉血止血，消肿排脓。用于肺热咳嗽，吐血，目赤肿痛，崩漏，带下，腹泻，腹痛，痈肿，疮疖，毒蛇咬伤，水火烫伤，跌打损伤。

2. 叶（木芙蓉叶★）：辛，平。归肺、肝经。凉血，解毒，消肿，止痛。用于痈疽焮肿，缠身蛇丹，烫伤，目赤肿痛，跌打损伤。

【其他价值】木芙蓉花朵硕大美丽，可供园林观赏。木芙蓉对二氧化硫、一氧化碳等多种有害气体具有抗性和吸收性，是工厂周边环境绿化净化的理想树种。其根系发达，因此其在防止水土流失的生态防护中作用十分显著。茎皮纤维可供纺织、制绳，也可造纸。古人还用木芙蓉鲜花捣汁为浆，染丝作帐，即为著名的"芙蓉帐"。木芙蓉花亦可烧汤、煮粥，或与面粉调和油炸后食用等。

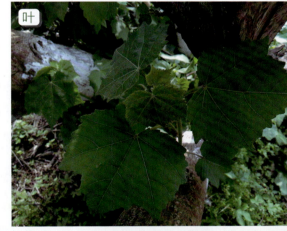
叶

【附方】

1. 缠身蛇丹（带状疱疹）：木芙蓉鲜叶，阴干研末，调米浆涂抹患处。

2. 局部化脓性感染：取木芙蓉叶、花晒干，研粉过筛，加凡士林调制成 1：4 软膏，外敷患处（已溃者敷四周），亦可制成纱条用作疮口引流。每日或隔日换药 1 次。

3. 水烫伤：木芙蓉花晒干，研末，麻油调搽患处。

4. 灸疮不愈：芙蓉花研末敷患处。

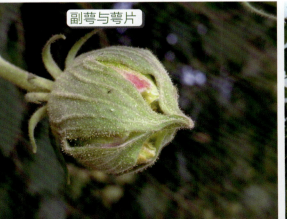
副萼与萼片

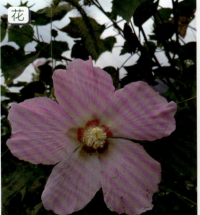
花

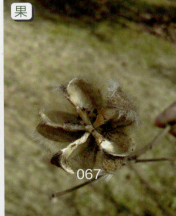
果

067

木槿
Hibiscus syriacus L.

【科属】锦葵科木槿属。

【野外识别特征】落叶灌木。小枝密被黄色星状绒毛。单叶互生。花单生于叶腋，具副萼片，花淡紫色，具单体雄蕊。

【生存状态】栽培。

【药用价值】

1. 花（木槿花）：甘、苦，凉。归脾、肺、肝经。清热利湿，凉血解毒。用于肠风泻血，赤白下痢，痔疮出血，肺热咳嗽，咯血，带下，疮疖痈肿，烫伤。

2. 叶（木槿叶）：苦，寒。归心、胃、大肠经。清热解毒。用于赤白痢疾，肠风，痈肿疮毒。

3. 果实（朝天子、木槿子）：甘，寒。归肺、心、肝经。清肺化痰，止头痛，解毒。用于痰喘咳嗽，支气管炎，偏正头痛，黄水疮，湿疹。

4. 茎皮或根皮（木槿皮）：甘、苦，微寒。归大肠、肝、心、肺、胃、脾经。清热利湿、杀虫止痒。用于湿热泻痢，肠风泻血，脱肛，痔疮，赤白带下，阴道滴虫，皮肤疥癣，阴囊湿疹。

【其他价值】木槿是夏、秋季的重要观花灌木，可作花篱、绿篱、庭园点缀及室内盆栽。木槿对二氧化硫、氯化物等有害气体具有很强的抗性，同时还具有很强的滞尘功能，是有污染工厂的主要绿化树种。茎皮纤维可供造纸及制绳索，或制人造棉。木槿花及花蕾可食用。木槿皮、木槿叶的水浸液可杀菜蚜、棉蚜。

【附方】

1. 消渴：木槿根 30~60g 水煎，代茶常服。

2. 疔疮疖肿：鲜木槿叶，加食盐捣烂敷患处。

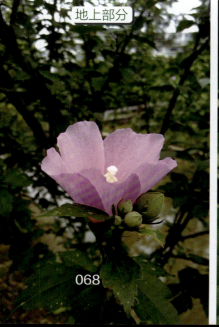 地上部分
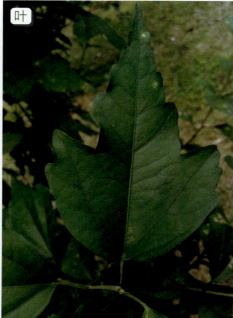 叶
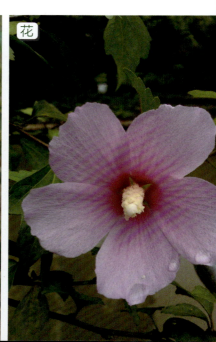 花

朱槿
Hibiscus rosa-sinensis L.

【科属】锦葵科木槿属。

【野外识别特征】常绿灌木。小枝疏被星状柔毛。单叶互生，叶柄上面被长柔毛；托叶线形，被毛。花单生于上部叶腋间，常下垂，具副萼片和萼片，被星状柔毛，花冠玫瑰红色或淡红色、淡黄色。

【生存状态】栽培。

【药用价值】

1.花（扶桑花）：甘、淡，平。归心、肺、肝、脾经。清肺，凉血，化湿，解毒。用于肺热咳嗽、咯血，鼻衄，崩漏，带下，痢疾，赤白浊，痈肿疮毒。

2.叶（扶桑叶）：甘、淡，平。归心、肝经。清热利湿，解毒。用于带下，淋证，疗疮肿毒，腮腺炎，乳腺炎，淋巴结炎。

3.根（扶桑根）：甘、涩，平。归肝、脾、肺经。调经，利湿，解毒。用于月经不调，崩漏，带下，白浊，痈肿疮毒，尿路感染，急性结膜炎。

【其他价值】朱槿花大色艳，四季常开，可供园林观赏。

【附方】痈疽，腮肿：扶桑叶或花，与白芙蓉叶、牛蒡叶、白蜜研成膏敷患处。

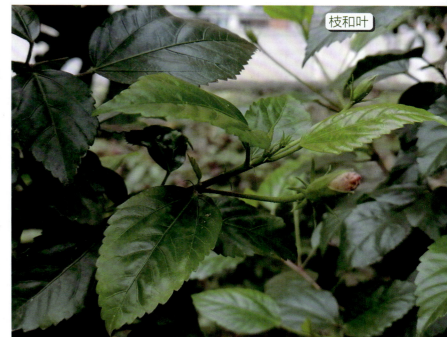
枝和叶

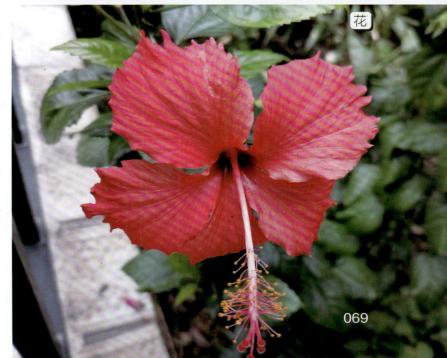
花

垂盆草
Sedum sarmentosum Bunge

【科属】景天科景天属。

【野外识别特征】多年生草本。匍匐茎，节上生根。叶肉质，3 叶轮生。聚伞花序，花黄色。蓇葖果略叉开。

【生存状态】野生。

【药用价值】

1. 全草（垂盆草★）：甘、淡，凉。归肝、胆、小肠经。利湿退黄，清热解毒。用于湿热黄疸，小便不利，痈肿疮疡。

2. 单味制剂（垂盆草颗粒★）：清热解毒，活血利湿。用于急、慢性肝炎湿热瘀结证。

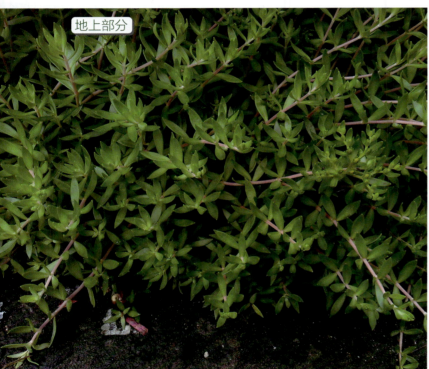
地上部分

【其他价值】常作园林绿化和盆栽花卉。垂盆草茎叶脆嫩多汁，微酸，可作蔬菜食用。

【附方】

1. 水火烫伤：鲜垂盆草洗净捣汁外涂患处。

2. 痈肿初起：垂盆草水煎内服，同时将鲜垂盆草洗净捣烂，外敷患处。

【相似植物辨别】

垂盆草	佛甲草
3 叶轮生，叶倒披针形或长圆形	3 叶轮生，叶线形

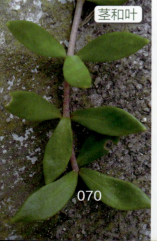
茎和叶

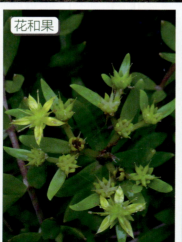
花和果

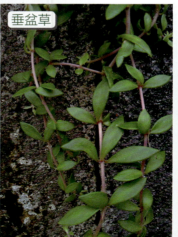
垂盆草

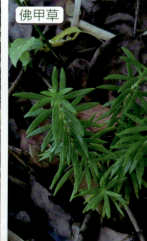
佛甲草

半边莲
Lobelia chinensis Lour.

【科属】桔梗科半边莲属。

【野外识别特征】多年生小草本植物。茎匍匐，节上生根，分枝直立，茎折断时有黏性乳汁渗出。单叶互生。花单生于叶腋；花冠粉红色或白色，形如莲花瓣，因花冠均偏向一侧而得名。

【生存状态】野生。

【药用价值】全草（半边莲★）：辛，平。归心、小肠、肺经。清热解毒，利尿消肿。用于痈肿疔疮，蛇虫咬伤，臌胀水肿，湿热黄疸，湿疮。

【其他价值】春夏季采半边莲嫩茎叶，经开水焯、凉水漂后，可炒食、凉拌、做汤等，色泽翠绿，鲜嫩爽口。

【附方】

1.毒蛇咬伤：半边莲浸烧酒搽之。或鲜半边莲30～60g，捣烂绞汁，加甜酒30g调服，服后盖被入睡，以便出微汗。毒重者每日服2次。并用捣烂的鲜半边莲敷于伤口周围。

2.湿热泄泻：半边莲30g，水煎服。

3.乳腺炎：鲜半边莲适量，捣烂敷患处。

4.无名肿毒：半边莲叶捣烂加酒敷患处。

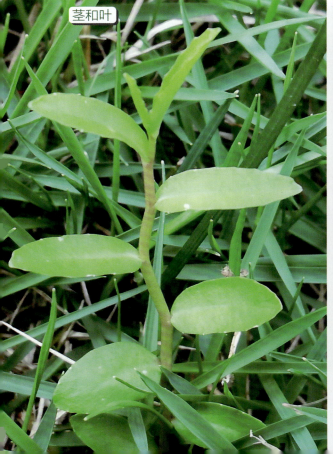
茎和叶

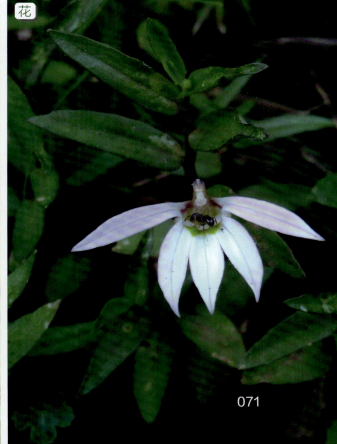
花

蓝花参
Wahlenbergia marginata（Thunb.）A.DC.

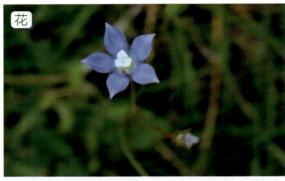

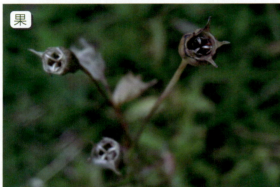

【科属】桔梗科蓝花参属。

【野外识别特征】多年生小草本，有白色乳汁。根呈细胡萝卜状。单叶互生。花冠钟状，蓝色。蒴果倒圆锥状或倒卵状圆锥形。

【生存状态】栽培。

【药用价值】根或全草（兰花参）：甘、微苦，平。归脾、肺经。益气健脾，止咳祛痰，止血。用于虚损劳伤，自汗，盗汗，小儿疳积，妇女带下，感冒，咳嗽，衄血，疟疾，瘰疬。

【附方】

1. 痢疾初起：鲜兰花参 60g，水煎服。
2. 虚火牙痛：兰花参全草 15g，鸡蛋 1 枚，冰糖 15g，加水适量炖服。

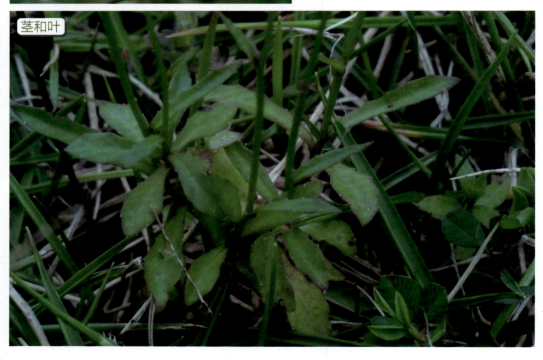

百日菊
Zinnia elegans Jacq.

【科属】菊科百日菊属。

【野外识别特征】一年生草本。茎被糙毛或长硬毛。单叶对生，叶基部稍心形抱茎，两面粗糙，下面密被短糙毛，基出三脉。头状花序，总苞片边缘黑色，舌状花深红色、玫瑰色、紫堇色或白色；管状花黄色或橙色。

【生存状态】栽培。

【药用价值】全草（百日草）：苦、辛，凉。清热，利湿，解毒。用于湿热痢疾，淋证，乳痈，疖肿。

【其他价值】可供观赏。

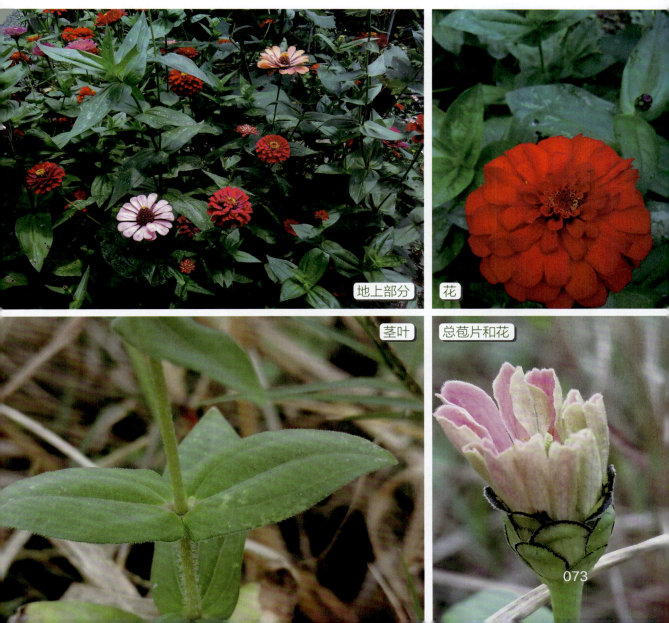

地上部分

花

茎叶

总苞片和花

073

苍耳
Xanthium strumarium L.

【科属】菊科苍耳属。

【野外识别特征】一年生草本。茎被灰白色糙伏毛。单叶互生，基出三脉，脉密被糙伏毛，手感如砂纸。头状花序聚生，单性同株；雄花序头状球形；雌花序头状椭圆形，总苞片在瘦果成熟时变坚硬，外面有疏生的细钩状刺。

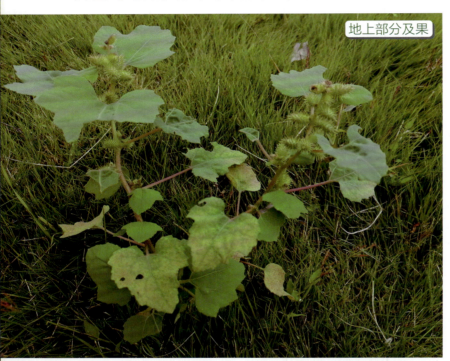
地上部分及果

【生存状态】野生。

【药用价值】带总苞的果实（苍耳子★）：辛、苦，温；有毒。归肺经。散风寒，通鼻窍，祛风湿。用于风寒头痛，鼻塞流涕，鼻衄，鼻渊，风疹瘙痒，湿痹拘挛。

【其他价值】苍耳种子可榨油，种子油为制油漆、油墨、肥皂、油毡的原料，又可制硬化油及润滑油，精炼后亦可供食用。榨油后的油饼是很好的肥料。苍耳子水浸液可防治蚜虫、棉蚜、红蜘蛛。

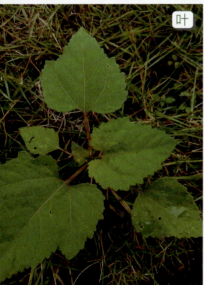
叶

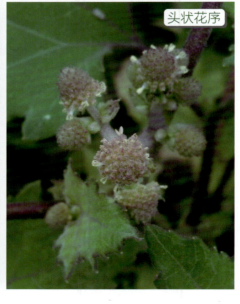
头状花序

【附方】

1. 风疹和遍身湿痒：苍耳全草煎汤外洗患处。

2. 中耳炎：鲜苍耳全草15g（干苍耳9g），冲开水半碗服。

3. 过敏性鼻炎：苍耳子焙成深棕色后研粉，每次3~5g，每日服3次，连服2周。

大丽花
Dahlia pinnata Cav.

【科属】 菊科大丽花属。

【野外识别特征】 多年生草本。块根棒状。直立茎。羽状复叶对生，叶一至三回羽状全裂。头状花序，花序梗长且常下垂，舌状花1层，白色、红色或紫色，顶端有不明显3齿，或全缘；管状花黄色，有时栽培种全为舌状花。

【生存状态】 栽培。

【药用价值】 块根（大理菊）：辛、甘，平。清热解毒，散瘀止痛。用于腮腺炎，龋齿疼痛，无名肿毒，跌打损伤。

【其他价值】 大丽花观赏价值高，适宜花坛、花径或庭前丛植，矮生品种可作盆栽。该植物以花期长、花量多、花朵大而著称。

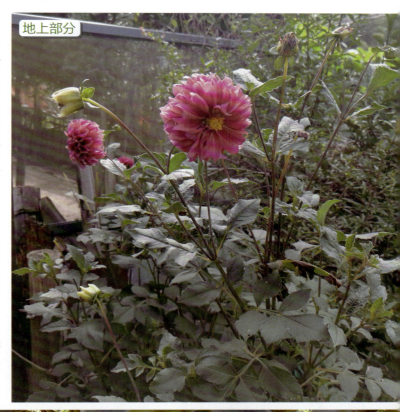

地上部分

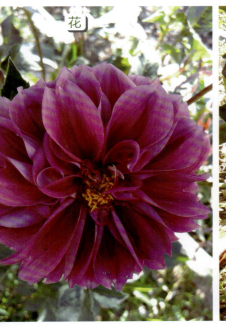

花

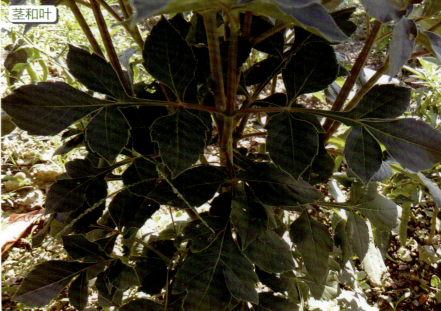

茎和叶

稻槎菜
Lapsanastrum apogonoides（Maxim.）Pak & K.Bremer

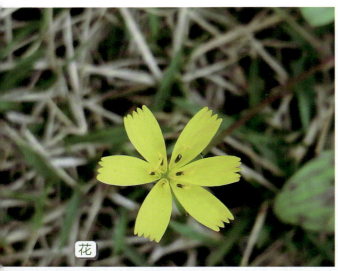

花

【科属】菊科稻槎菜属。

【野外识别特征】一年生矮小草本。茎基部分枝。基生叶丛生，大头羽状全裂或近全裂。头状花序小，果期下垂或歪斜，舌状小花黄色，两性。

【生存状态】野生。

【药用价值】全草（稻槎菜）：苦，平。清热凉血，消痈解毒。用于喉炎，痢疾下血，乳痈。

【其他价值】在广西，稻槎菜用作猪饲料。稻槎菜俗称"田荠"，是一种野生蔬菜，民间常采摘其嫩苗炒食或煮汤食用。

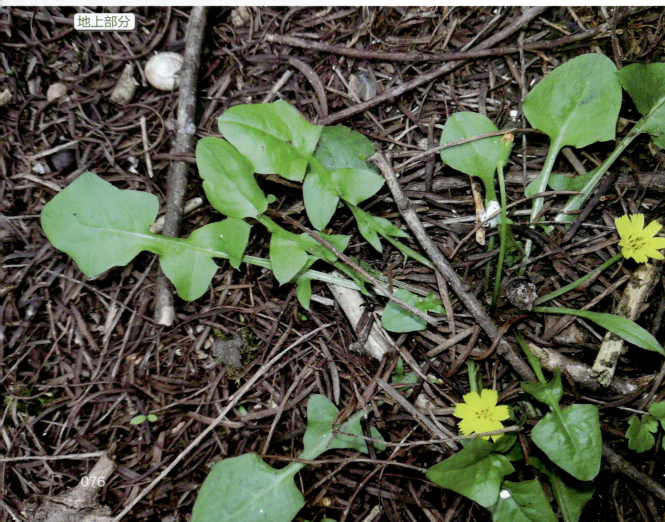

地上部分

小蓬草
Erigeron canadensis L.

【科属】菊科飞蓬属。

【野外识别特征】一年生草本。根纺锤状，具纤维状根。叶密集，基部叶花期常枯萎，下部叶倒披针形，边缘具疏锯齿或全缘。头状花序多数，小；雌花多数，舌状，白色；两性花淡黄色。瘦果冠毛污白色，1层，糙毛状。

【生存状态】野生。

【药用价值】全草或鲜叶（小飞蓬）：微苦、辛，凉。清热利湿，散瘀消肿。用于肠炎，痢疾，传染性肝炎，胆囊炎；外用治牛皮癣，跌打损伤，疮疖肿毒，风湿骨痛，外伤出血；鲜叶捣汁治中耳炎，眼结膜炎。

【其他价值】嫩茎、叶可作猪饲料。

【附方】牛皮癣：小飞蓬鲜叶适量，轻擦患处，每天1~2次。对脓疱型宜先煎水洗患处，待好转后改用鲜叶擦（或洗擦结合）。对厚痂型亦宜先煎水洗患处，待痂皮软化剥去后再用鲜叶擦。如见血露点，仍可继续擦。牛皮癣消失后仍坚持擦一段时间，以巩固疗效。

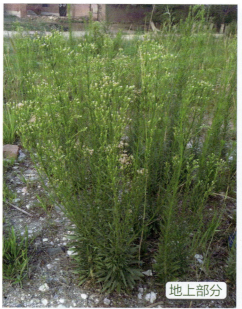
地上部分

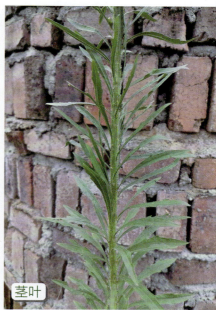
茎叶

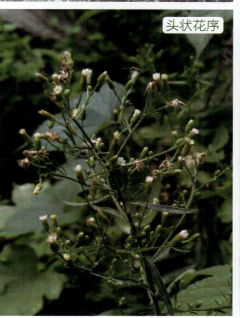
头状花序

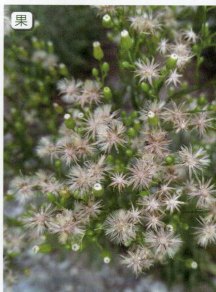
果

一年蓬
Erigeron annuus（L.）Pers.

【科属】菊科飞蓬属。

【野外识别特征】一年生或二年生草本。全株被硬毛。基部叶花期枯萎，茎生叶单叶互生，全部叶边缘被短硬毛。头状花序数个或多数，排列成疏圆锥花序，外围的雌花舌状，2 层，舌片白色，或有时淡天蓝色，线形，顶端具 2 小齿；中央的两性花管状，黄色。瘦果被疏贴柔毛；冠毛异形，雌花的冠毛极短，膜片状连成小冠，两性花的冠毛 2 层，外层鳞片状，内层为刚毛。

【生存状态】野生。

【药用价值】全草（一年蓬）：甘、苦，凉。归胃、大肠经。消食止泻，清热解毒，截疟。用于消化不良，胃肠炎，齿龈炎，疟疾，毒蛇咬伤。

【其他价值】嫩茎叶可食用。春夏季采摘嫩茎叶，经开水焯、凉水漂后，可炒食、凉拌、做汤等。

【附方】

1. 消化不良：一年蓬 15～18g，水煎服。
2. 血尿：一年蓬鲜全草或根 30g，加蜜糖和水适量煎服，连服 3 天。
3. 疟疾：一年蓬 60g，加水浓煎至 300mL 左右，于疟疾发作前 4 小时、2 小时各服 1 次，连服 5～7 天。

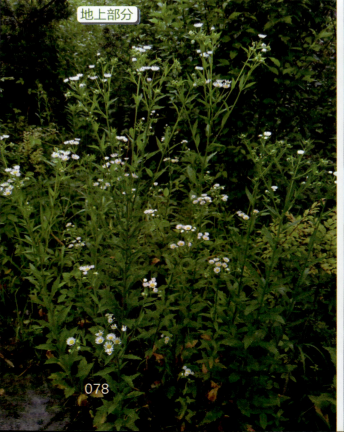
地上部分

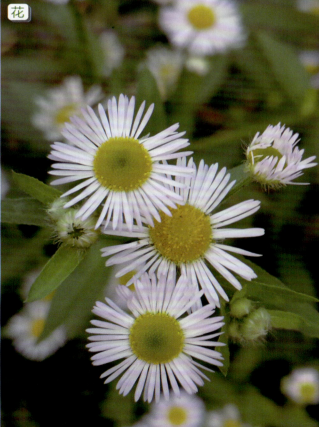
花

鬼针草
Bidens pilosa L.

【科属】菊科鬼针草属。

【野外识别特征】一年生草本。直立茎，钝四棱形。茎下部叶较小，3 裂或不分裂，中部叶多为三出复叶。头状花序。无舌状花，盘花筒状，冠檐 5 齿裂。瘦果熟时黑色，线形，略扁，具棱，顶端具芒刺，具倒刺毛。

【生存状态】野生。

【药用价值】全草（鬼针草）：苦，微寒。归肝、肾、脾经。清热解毒，祛风除湿，活血消肿。用于咽喉肿痛，泄泻，痢疾，黄疸，肠痛，疔疮肿毒，蛇虫咬伤，风湿痹痛，跌打损伤。

【其他价值】鬼针草是一种修复重金属污染土壤的理想材料。

【附方】

1. 金疮出血：鲜鬼针草叶，捣烂敷创口。
2. 大小便出血：鲜鬼针草叶 15～30g，煎汤服。
3. 蛇伤、虫咬：鲜鬼针全草 60g，酌加水，煎成半碗，温服；渣捣烂涂贴伤口，每日 2 次。
4. 疖肿：鬼针草全草剪碎，加 75% 乙醇或白酒浸泡约 2～3 天后，外搽局部。

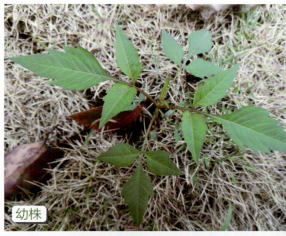
幼株

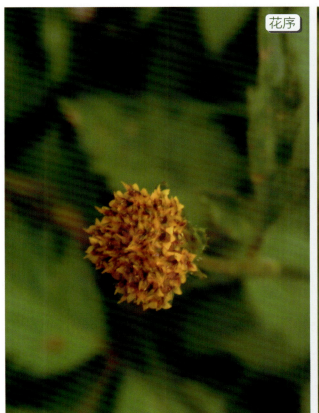
花序

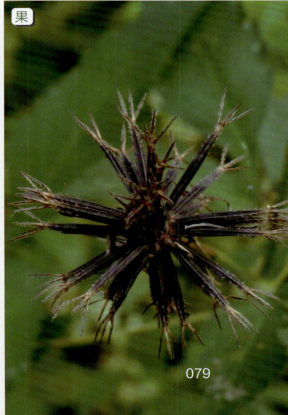
果

艾

Artemisia argyi H.Lév.& Vaniot

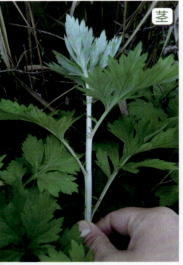
茎

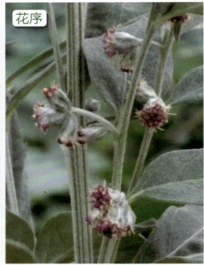
花序

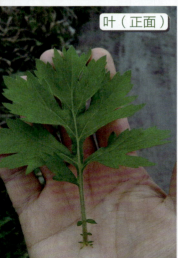
叶（正面）

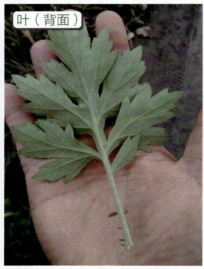
叶（背面）

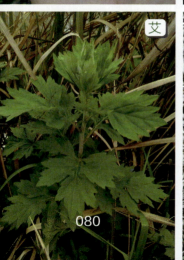
艾

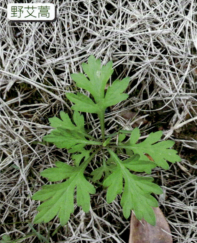
野艾蒿

【科属】菊科蒿属。

【野外识别特征】多年生草本或略成亚灌木状，植株有浓烈香气。茎、枝均被灰色蛛丝状柔毛。单叶互生，叶多为羽状深裂。头状花序，排成穗状花序或复穗状花序。

【生存状态】栽培。

【药用价值】叶（艾叶★）：辛、苦，温；有小毒。归肝、脾、肾经。温经止血，散寒止痛；外用祛湿止痒。临床用于吐血，衄血，崩漏，月经过多，胎漏下血，少腹冷痛，经寒不调，宫冷不孕；外治皮肤瘙痒。醋艾炭温经止血，用于虚寒性出血。

【其他价值】艾或野艾蒿的嫩芽及幼苗是赣州客家人制作艾米果的主要原料之一。艾晒干粉碎成艾粉，是畜禽优质饲料添加剂。全草作杀虫的农药或熏烟用于房间消毒。艾叶晒干捣碎得艾绒，制艾条供艾灸用，又可作印泥的原料。

【附方】

1.鼻血不止：艾灰吹之，亦可以艾叶煎服。

2.寻常疣：采鲜艾叶擦拭局部，每日数次，至疣自行脱落为止。

【相似植物辨别】

艾	野艾蒿
叶羽状深裂	叶羽状全裂

黄花蒿
Artemisia annua L.

【科属】菊科蒿属。

【野外识别特征】一年生草本。植株有浓烈的挥发性香气。茎直立，有纵棱。茎叶互生。头状花序球形，排成总状或复总状花序，花深黄色。

【生存状态】野生。

【药用价值】地上部分（青蒿★）：苦、辛，寒。归肝、胆经。清虚热，除骨蒸，解暑热，截疟，退黄。用于温邪伤阴，夜热早凉，阴虚发热，骨蒸劳热，暑邪发热，疟疾寒热，湿热黄疸。

【其他价值】在我国南方地区，民间取黄花蒿枝叶制酒曲或作为制酱的香料。牧区常将其作为牲畜补充饲料。黄花蒿可栽培用于原生景观或花坪观赏。茎叶水浸液对防治棉蚜、红蜘蛛有效；茎叶晒干后熏烟可驱蚊、蝇。

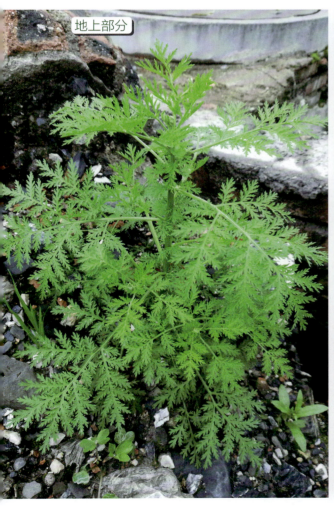
地上部分

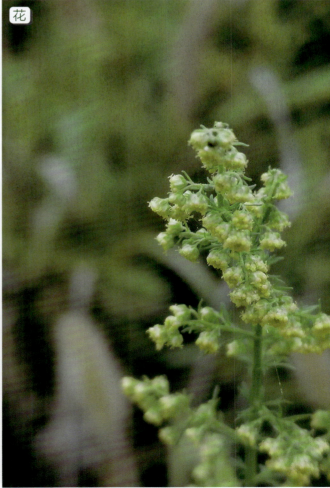
花

刺儿菜

Cirsium arvense var.*integrifolium* Wimm.& Grab.

【科属】菊科蓟属。

【野外识别特征】多年生草本。根状茎白色，肉质，地上茎直立，微紫色。单叶互生，叶缘具刺齿。头状花序，小花紫红色或白色，全为管状花。瘦果椭圆形或长卵形，冠毛刚毛羽毛状。

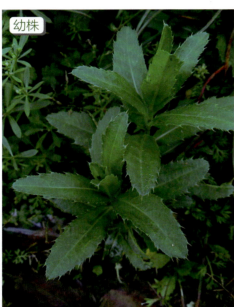
幼株

【生存状态】野生。

【药用价值】地上部分（小蓟★）：甘、苦，凉。归心、肝经。凉血止血，散瘀解毒消痈。用于衄血，吐血，尿血，血淋，便血，崩漏，外伤出血，痈肿疮毒。

【其他价值】刺儿菜的嫩苗是野菜，可炒食、做汤。夏季刺儿菜是蜜源植物。幼嫩时期羊、猪喜食，可作饲料。

【附方】

1.妇人阴痒：小蓟煎汤外洗，每日洗3次。

2.传染性肝炎：鲜小蓟根状茎60g，水煎服。

3.血热所致的衄血、吐血、便血，或血热所致的月经先期、月经过多：鲜小蓟根150g，捣烂绞取汁液服用，或沸水冲服。

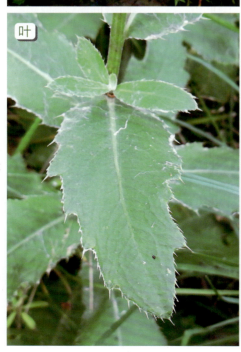
叶

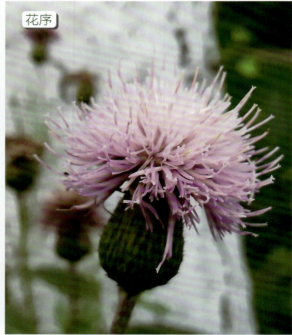
花序

苦苣菜
Sonchus oleraceus L.

【**科属**】菊科苦苣菜属。

【**野外识别特征**】一年生或二年生草本。全部茎枝光滑无毛，或上部花序分枝及花序梗被头状具柄的腺毛。单叶互生，羽状或大头羽状深裂，柄基圆耳状抱茎。舌状花黄色，总苞片 3~4 层，外面无毛或外层或中内层上部沿中脉有少数头状具柄的腺毛。瘦果每面各有 3 条细脉。

【**生存状态**】野生。

【**药用价值**】全草（滇苦菜）：苦，寒。清热解毒，凉血止血。用于肠炎，痢疾，急性黄疸型传染性肝炎，阑尾炎，乳腺炎，口腔炎，咽炎，扁桃体炎，吐血，衄血，咯血，便血，崩漏；外用治痈肿疮毒，中耳炎。

【**其他价值**】苦苣菜在民间常作为野菜食用，也可以作为家畜饲料，是农区利用价值较高的牧草，一般猪、鹅最喜食；兔、鸭、山羊等亦喜食。

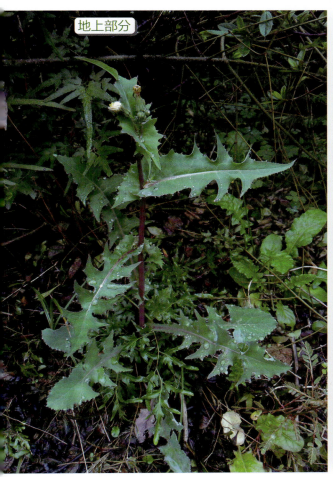
地上部分

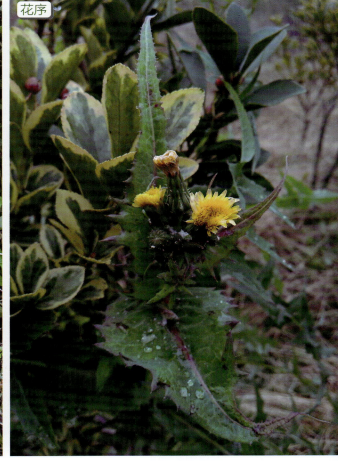
花序

鳢肠
Eclipta prostrata（L.）L.

【科属】菊科鳢肠属。

【野外识别特征】一年生草本。茎被贴生糙毛。单叶对生，两面被密硬糙毛。头状花序，花白色。瘦果暗褐色。

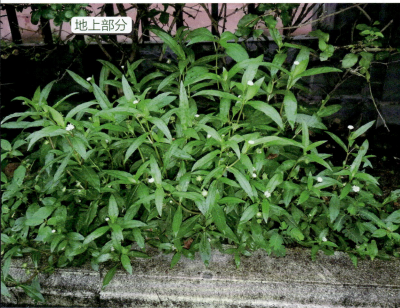

地上部分

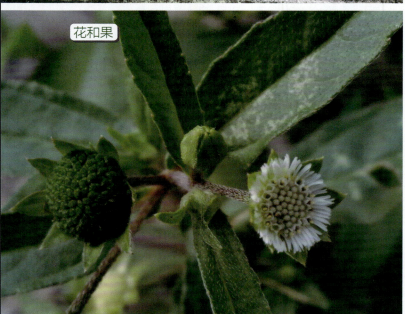

花和果

【生存状态】野生。

【药用价值】地上部分（墨旱莲★）：甘、酸、寒。归肾、肝经。滋补肝肾，凉血止血。用于肝肾阴虚，牙齿松动，须发早白，眩晕耳鸣，腰膝酸软，阴虚血热、吐血、衄血、尿血，血痢，崩漏下血，外伤出血。

【其他价值】茎叶柔嫩，各类家畜喜食，民间常用作猪饲料。夏季采集嫩株，洗净后略烫，可与肉类炒食、做汤或煮粥。

【附方】

1. 咳嗽咯血：鲜鳢肠60g，捣绞汁，开水冲服。

2. 热痢：鳢肠30g，水煎服。

3. 刀伤出血：鲜鳢肠捣烂，敷伤处；干者研末，撒伤处。

4. 正偏头痛：鳢肠汁滴鼻中。

5. 痢疾：鳢肠120g、糖30g，水煎温服。

6. 防治稻田性皮炎：墨旱莲搓烂，涂擦手脚下水部位，擦至皮肤稍发黑色，略干后，即可下水田劳动。每天上工前后各擦1次，可预防手脚糜烂。

裸柱菊
Soliva anthemifolia（Juss.）R.Br.

【科属】菊科裸柱菊属。

【野外识别特征】一年生矮小草本。茎极短，平卧。叶互生，二至三回羽状分裂，裂片线形，全缘或 3 裂，头状花序近球形，无梗，生于茎基部。

【生存状态】野生。

【药用价值】全草（裸柱菊）：辛，温；小毒。解毒散结。用于痈疮疔肿，风毒流注，瘰疬，痔疮。

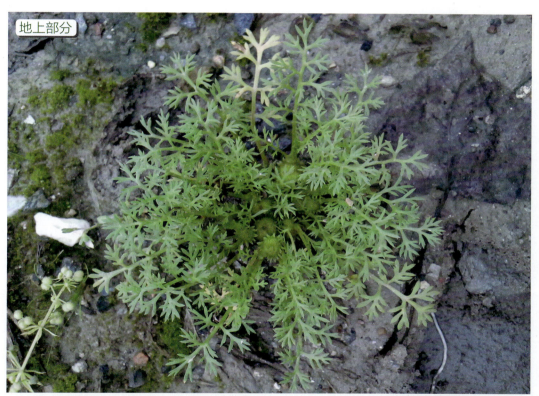

地上部分

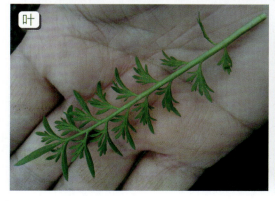

叶

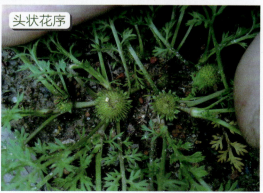

头状花序

马兰

Aster indicus L.

【科属】菊科紫菀属。

【野外识别特征】多年生草本。根状茎细长，地上茎直立。基部叶在花后凋落；茎中部叶互生，头状花序单生于枝端并排列成疏伞房状。舌状花1层，舌片浅紫色，管状花被短密毛。

【生存状态】野生。

【药用价值】全草或根（马兰）：辛，凉。归肺、肝、胃、大肠经。凉血止血，清热利湿，解毒消肿。用于吐血，衄血，血痢，崩漏，创伤出血，黄疸，水肿，淋浊，感冒，咳嗽，咽痛，喉痹，痔疮，痈肿，丹毒，小儿疳积。

【其他价值】马兰幼叶通常作蔬菜食用，俗称"马兰头"。4月中旬之前，采其嫩芽食用，可炒食、凉拌、做馅和烧汤。

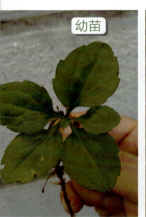
幼苗

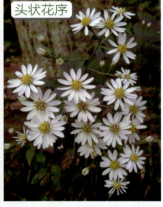
头状花序

【附方】

1. 外伤出血：鲜马兰适量，捣烂敷患处。
2. 胃、十二指肠溃疡：干马兰全草30g，加水300mL，煎至100mL，每日服1次。20天为1疗程。
3. 绞肠痧痛：马兰根叶细嚼，咽汁。
4. 胃溃疡、结膜炎：马兰鲜根60g，水煎服。
5. 咽喉肿痛：马兰全草30～60g，水煎频服。
6. 外耳道炎：马兰鲜叶捣汁滴耳。

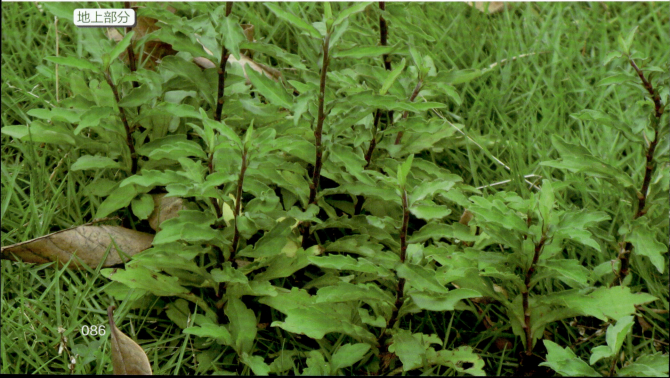
地上部分

泥胡菜
Hemisteptia lyrata（Bunge）Fisch.& C.A.Mey.

【科属】菊科泥胡菜属。

【野外识别特征】一年生草本。根圆锥形，肉质。基生叶莲座状，茎生叶互生羽裂。头状花序，小花紫色或红色，全为管状花。瘦果小，具白色冠毛。

【生存状态】野生。

【药用价值】全草或根（泥胡菜）：辛、苦，寒。清热解毒，散结消肿。用于痔漏，痈肿疔疮，乳痈，淋巴结炎，风疹瘙痒，外伤出血，骨折。

【其他价值】泥胡菜是春季短期饲用牧草。江浙一带清明节有食用青团的习惯，做青团用的野菜一般有三种：泥胡菜、艾蒿、鼠曲草。泥胡菜氽后色泽碧绿，以前常用，如今不多见。桐乡、德清等地人民将泥胡菜与发芽的小麦等原料做成青色团子，叫作甜麦圆子，又叫甜麦塌饼，每年清明节前后都会制作，这种时令点心深受当地人喜爱。

【附方】

1. 各种疮疡：泥胡菜、蒲公英各 30g，水煎服。

2. 刀伤出血：泥胡菜叶适量，捣绒敷伤处。

3. 骨折：泥胡菜叶适量，捣绒包骨折处。

4. 乳痈：泥胡菜叶、蒲公英各适量，捣绒外敷患处。

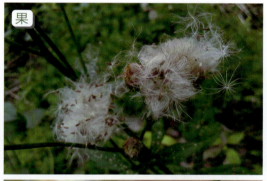

果

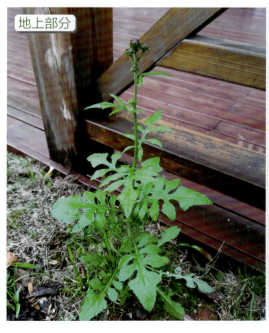

地上部分

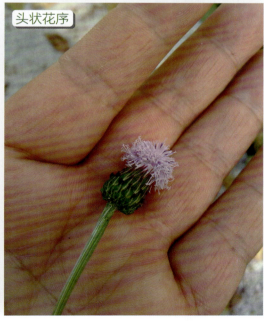

头状花序

牛膝菊
Galinsoga parviflora Cav.

【科属】菊科牛膝菊属。

【野外识别特征】一年生草本。茎被毛。单叶对生。头状花序半球形，多数在茎枝顶端排成疏松的伞房状。舌状花白色，顶端3齿裂，管状花，花冠黄色。

【生存状态】野生。

【药用价值】

1. 全草（辣子草）：淡，平。归肝、胃经。清热解毒，止咳平喘，止血。用于扁桃体炎，咽喉炎，黄疸型肝炎，咳喘，肺结核，疔疮，外伤出血。

2. 花（向阳花）：苦、涩，平。归肝经。清肝明目。用于夜盲症，视力模糊。

【其他价值】其嫩苗或嫩茎叶去除苦味后，有特殊香味，风味独特，可炒食、做汤、涮火锅。

【附方】

1. 扁桃体炎，咽喉炎：辣子草50～100g，煎汤内服。

2. 创伤出血：辣子草适量，研末外敷患处。

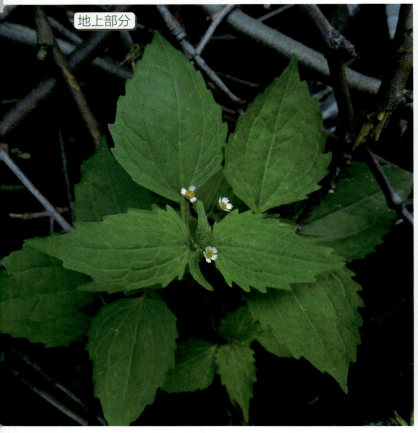
地上部分

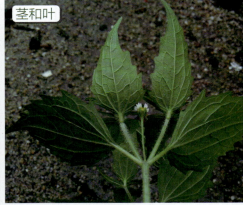
茎和叶

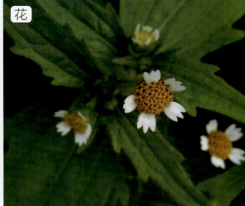
花

蒲儿根
Sinosenecio oldhamianus（Maxim.）B.Nord.

【科属】菊科蒲儿根属。

【野外识别特征】多年生或二年生草本。根状茎木质。地上茎、叶柄、叶背面常具白毛。基部叶丛生，茎生叶互生，掌状脉。头状花序，花黄色。舌状花瘦果无毛，管状花瘦果被短柔毛。

【生存状态】野生。

【药用价值】全草（蒲儿根）：辛、苦，凉；有小毒。归心、膀胱经。清热解毒。用于痈疖肿毒。

【附方】跌打伤：根适量捣烂，敷患处；或根 15g，水煎服。

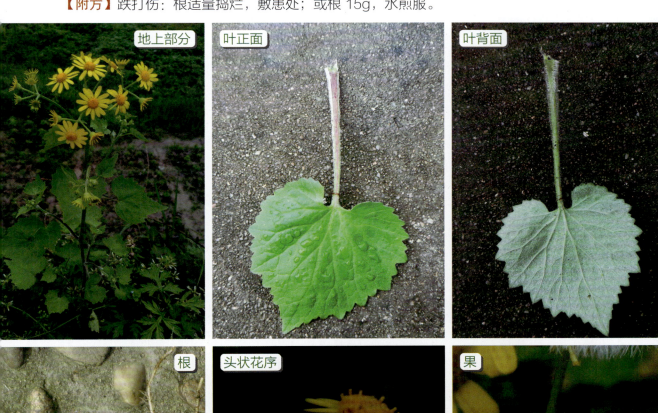

地上部分　叶正面　叶背面

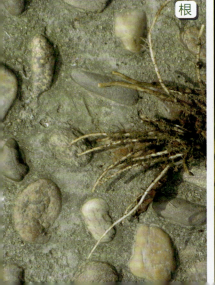

根

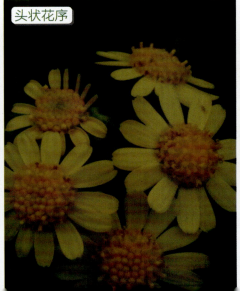

头状花序

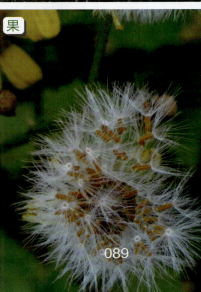

果

089

蒲公英
Taraxacum mongolicum Hand.-Mazz.

【科属】菊科蒲公英属。

【野外识别特征】多年生草本，含白色乳汁。叶基生，莲座状，叶羽状深裂。头状花序，舌状花黄色，瘦果具白色冠毛。

【生存状态】野生。

【药用价值】全草（蒲公英★）：苦、甘，寒。归肝、胃经。清热解毒，消肿散结，利尿通淋。用于疔疮肿毒，乳痈，瘰疬，目赤，咽痛，肺痈，肠痈，湿热黄疸，热淋涩痛。

【其他价值】蒲公英可生吃、炒食、做汤，是药食兼用的植物。其具有祛斑美白、清透皮肤的功效，可用作面膜。其花期较长，具有观赏价值。

【附方】

1. 肺癌引起的疼痛：鲜蒲公英，捣碎，取汁直接敷于痛处。

2. 流行性腮腺炎：鲜蒲公英，捣碎，加鸡蛋清、少许白糖调糊，外敷患处。

3. 砂眼痒痛：鲜蒲公英捣烂取汁，高温消毒后点眼。

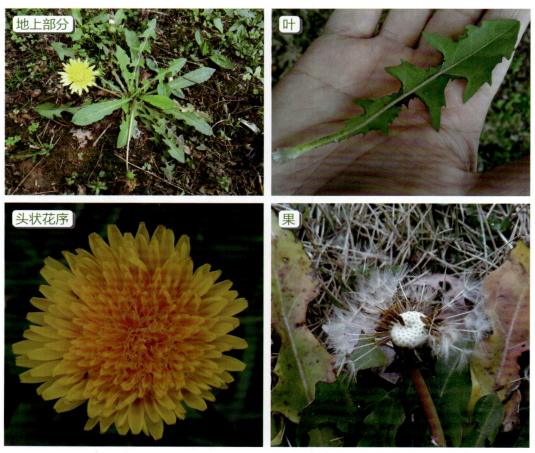

地上部分　叶　头状花序　果

千里光
Senecio scandens Buch.–Ham.ex D.Don

【科属】菊科千里光属。

【野外识别特征】多年生攀缘草本。茎老时变木质。单叶互生，叶片常具浅或深齿。头状花序，在茎枝端排列成顶生复聚伞圆锥花序；具舌状花、管状花，花黄色。瘦果冠毛白色。

【生存状态】野生。

【药用价值】地上部分（千里光★）：苦，寒。归肺、肝经。清热解毒，明目，利湿。用于痈肿疮毒，感冒发热，目赤肿痛，泄泻痢疾，皮肤湿疹。

【其他价值】千里光茎、叶水浸液可防治蚜虫、蛆虫和孑孓。

【附方】

1. 疟疾：千里光、红糖、甜酒糟，水煎服。

2. 脚趾间湿痒，肛门痒，阴道痒：千里光适量，煎水洗患处。

3. 风火眼痛：千里光 100g，煎水熏洗患处。

4. 预防中暑：千里光 25~40g，泡开水代水饮。

5. 疥疮，肿毒：千里光水煎浓外敷患处，另取千里光 30g，水煎服。

6. 干湿癣疮，湿疹日久不愈者：千里光，水煎 2 次，过滤，再将 2 次煎成之汁混合，文火浓缩成膏，用时稍加开水或麻油，稀释如稀糊状，搽患处，每日 2 次；婴儿胎癣勿用。

7. 痈疽疮毒：千里光（鲜）30g，水煎服；另用千里光（鲜）适量，煎水外洗患处；再用千里光（鲜）适量，捣烂外敷。

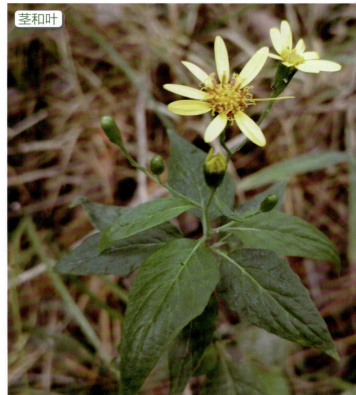

茎和叶

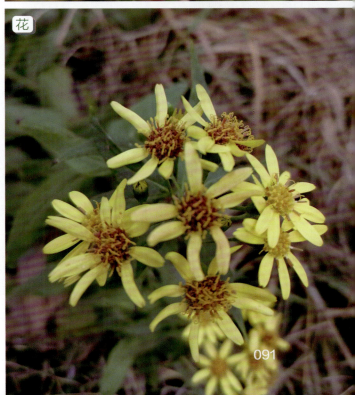

花

091

秋英
Cosmos bipinnatus Cav.

【科属】菊科秋英属。

【野外识别特征】一年生或多年生草本；叶二回羽状深裂，裂片线形或丝状线形。头状花序单生，舌状花紫红色、粉红色或白色，管状花黄色。

【生存状态】栽培。

【药用价值】全草：甘，平。清热解毒，化湿。用于急、慢性痢疾，目赤肿痛；外用治痈肿疮毒。

【其他价值】秋英是极具观赏价值的绿化植物，能有效美化环境。

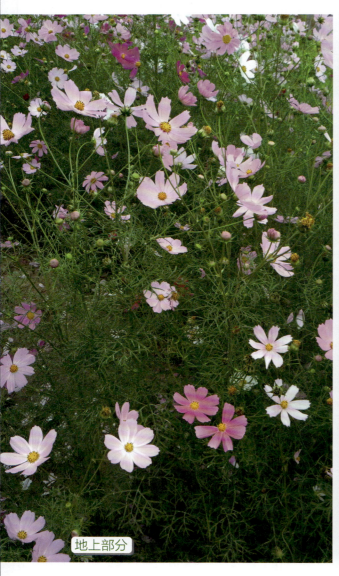

地上部分

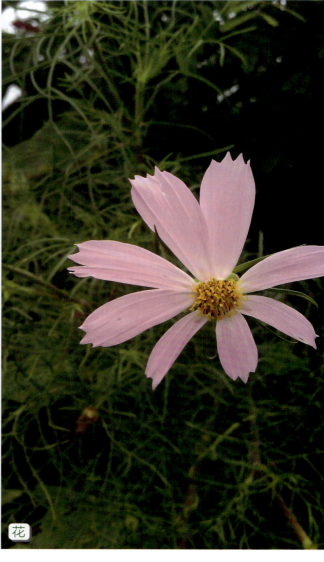

花

鼠曲草
Pseudognaphalium affine（D.Don）Anderb.

【科属】菊科鼠曲草属。

【野外识别特征】一年生草本。茎、叶密被白色棉毛。单叶互生，无柄抱茎。头状花序在枝顶密集成伞房状，花黄色至淡黄色。

【生存状态】野生。

【药用价值】全草（鼠曲草）：甘、微酸，平。归肺经。化痰止咳，祛风除湿，解毒。用于咳喘痰多，风湿痹痛，泄泻，水肿，蚕豆病，赤白带下，痈肿疔疮，阴囊湿痒，荨麻疹，高血压。

【其他价值】鼠曲草是一种优质牧草，食草动物可全年食用；结实前采摘，鸡鸭等家禽亦喜食。

【附方】

1.筋骨痛，脚膝肿痛，跌打损伤：鼠曲草30～60g，水煎服。

2.脾虚浮肿：鲜鼠曲草60g，水煎服。

3.风寒感冒：鼠曲草全草15～18g，水煎服。

4.毒疗初起：鲜鼠曲草，加冷饭粒及食盐少许，捣烂敷患处。

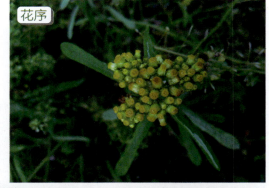
花序

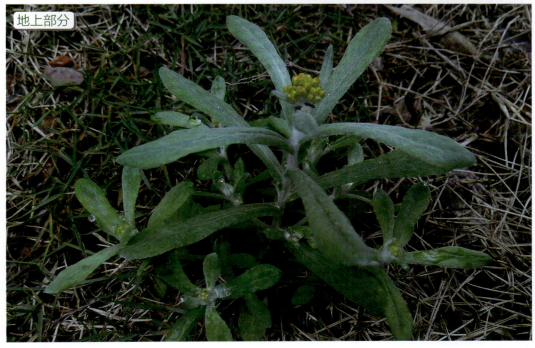
地上部分

天名精
Carpesium abrotanoides L.

【科属】菊科天名精属。

【野外识别特征】多年生粗壮草本。茎下部木质，上部密被短柔毛，有明显的纵条纹，多分枝。基生叶于开花前凋萎，叶大，叶面粗糙，边缘具不规整的钝齿，叶柄密被短柔毛。头状花序多数，生茎端及沿茎、枝生于叶腋，成穗状花序式排列。

【生存状态】野生。

【药用价值】成熟果实（鹤虱★）：苦、辛，平；有小毒。归脾、胃经。杀虫消积。用于蛔虫病，蛲虫病，绦虫病，虫积腹痛，小儿疳积。

【附方】

1. 黄疸型肝炎：鲜天名精全草 120g、生姜 3g，水煎服。

2. 齿痛：鹤虱一枚，置齿中（方法一）；鹤虱煎米醋漱口（方法二）。

3. 急性肾炎：取鲜草 60～90g 洗净捣烂，加少许红糖或食盐拌匀，外敷脐部，上覆油纸以防药气外溢。每天更换 1 次，4～7 天为 1 个疗程，必要时可连敷 2 个疗程。治疗期间须卧床休息，并低盐饮食。

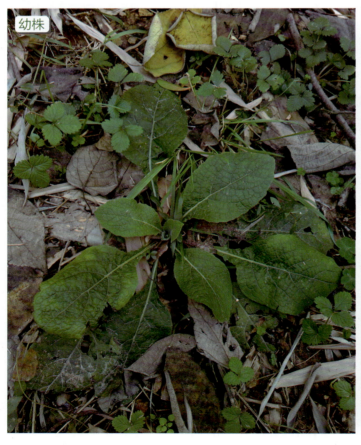

幼株

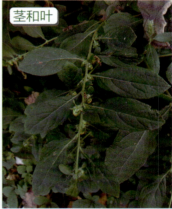

茎和叶

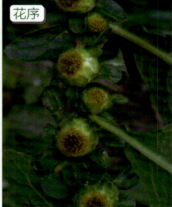

花序

野茼蒿
Crassocephalum crepidioides（Benth.）S.Moore

【科属】菊科野茼蒿属。

【野外识别特征】一年生草本。茎直立，有纵条纹。单叶互生。头状花序数个在茎端排成伞房状，小花全部管状，两性，花冠红褐色或橙红色，檐部5齿裂。瘦果狭圆柱形，赤红色；冠毛极多数，白色，绢毛状，易脱落。

【生存状态】野生。

【药用价值】全草（野木耳菜）：微苦、辛、平。清热解毒，调和脾胃。用于感冒，肠炎，痢疾，口腔炎，乳腺炎，消化不良。

【其他价值】野茼蒿嫩叶是一种美味的野菜。野茼蒿的茎叶鲜草兔极喜食，煮熟后可喂猪，为农村猪常用的青饲料。

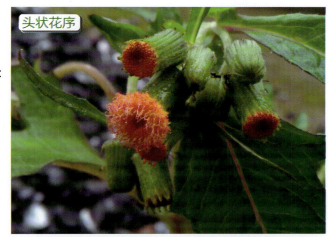
头状花序

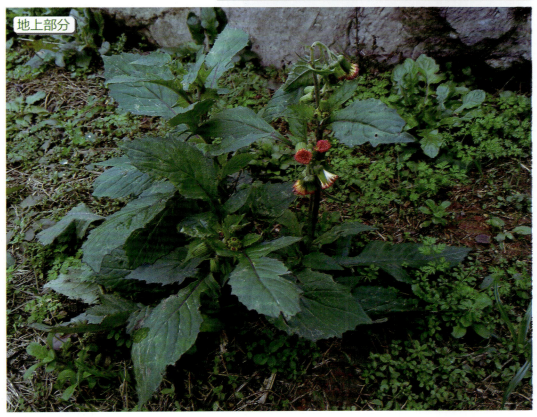
地上部分

爵床
Justicia procumbens L.

【科属】爵床科爵床属。

【野外识别特征】一年生草本。茎方形，具毛。单叶对生，两面均被毛。穗状花序顶生或生上部叶腋，唇形花冠粉红色。蒴果线形。

【生存状态】野生。

【药用价值】全草（爵床）：苦、咸、辛，寒。归肺、肝、膀胱经。清热解毒，利湿消积，活血止痛。用于感冒发热，咳嗽，咽喉肿痛，目赤肿痛，疳积，湿热泻痢，疟疾，黄疸，浮肿，小便淋浊，筋肌疼痛，跌打损伤，痈疽疔疮，湿疹。

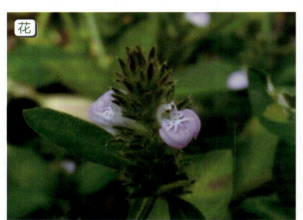

花

【附方】

1. 筋骨疼痛：爵床 30g，水煎服。
2. 口舌生疮：爵床 30g，水煎服。
3. 跌打损伤：爵床鲜草适量，洗净，捣烂敷患处。

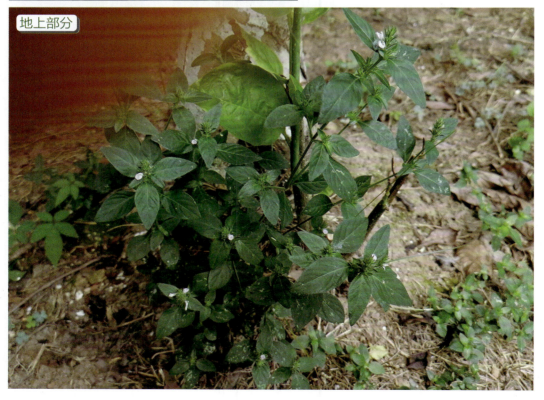

地上部分

蜡梅
Chimonanthus praecox（L.）Link

【科属】蜡梅科蜡梅属。

【野外识别特征】落叶小乔木或灌木。幼枝四方形，老枝近圆柱形。单叶对生，叶片粗糙如砂纸。花着生于第二年生枝条叶腋内，先花后叶，芳香，花黄色，有光泽蜡质。果托坛状，近木质，口部缢缩。

【生存状态】栽培。

【药用价值】花蕾（蜡梅花）：辛、甘、微苦，凉；小毒。归肺、胃经。解毒清热，理气开郁。用于暑热烦渴，头晕，胸闷脘痞，梅核气，咽喉肿痛，百日咳，小儿麻疹，烫火伤。

【其他价值】蜡梅花芳香美丽，是著名的观赏植物，也是常用的园林绿化植物。蜡梅花中含有多种芳香物质，可作为高级花茶的香花之一，还可提取芳香油。树皮浸水磨墨，有光彩。

【附方】

1. 久咳：蜡梅花 9g，泡开水服。
2. 烫火伤：蜡梅花适量，茶油浸涂患处。

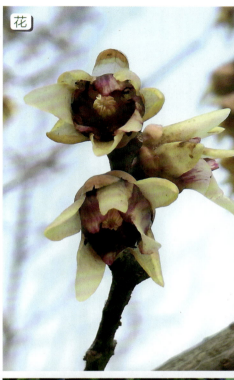

花

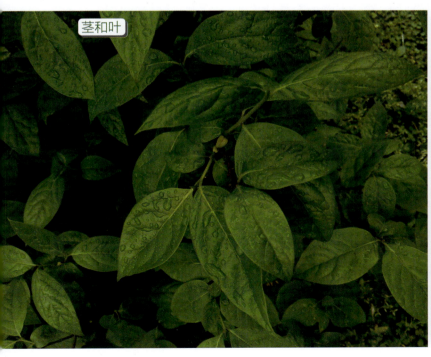

茎和叶

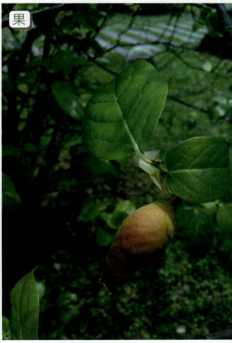

果

绶草
Spiranthes sinensis（Pers.）Ames

【科属】兰科绶草属。

【野外识别特征】肉质根数条，指状簇生于茎基部。茎较短，2~5枚叶生于近基部。总状花序；花小，紫红色、粉红色或白色，在花序轴上呈螺旋状排列。

【生存状态】野生。

【药用价值】根和全草（盘龙参）：甘、苦，平。归心、肺经。益气养阴，清热解毒。用于病后虚弱，阴虚内热，咳嗽，吐血，头晕，腰痛酸软，糖尿病，遗精，淋浊带下，咽喉肿痛，毒蛇咬伤，烫火伤，疮疡痈肿。

【其他价值】其盘旋而上的花朵，可爱美丽，可用来点缀草坪。

【附方】

1. 虚热咳嗽：绶草9~15g，水煎服。

2. 痈肿：绶草根洗净置瓶中，加入适量麻油封浸待用。用时取根捣烂，敷患处，1日1换。

3. 扁桃体炎：盘龙参9~15g，水煎服。

4. 带状疱疹：绶草根适量，晒干研末，麻油调搽患处。

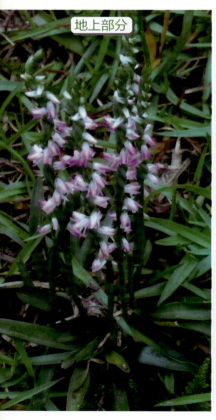
地上部分

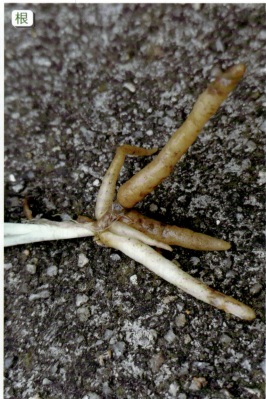
根

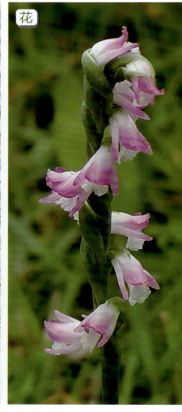
花

喜树
Camptotheca acuminata Decne.

【科属】蓝果树科喜树属。

【野外识别特征】落叶乔木。单叶互生。头状花序近球形，组成圆锥花序，顶生或腋生，常上部为雌花序，下部为雄花序。翅果矩圆形，两侧具窄翅，着生成近球形的头状果序。

【生存状态】栽培。

【药用价值】

1. 果实或根及根皮（喜树）：苦、辛，寒；有毒。归脾、胃、肝经。清热解毒，散结消症。用于食管癌，贲门癌，胃癌，肠癌，肝癌，白血病，牛皮癣，疮肿。

2. 树皮（喜树皮）：苦，寒；小毒。活血解毒，祛风止痒。用于牛皮癣。

【其他价值】喜树果实含有供工业用的脂肪油。木材轻软，适于作为造纸、制作胶合板和日常用具的原料，亦适用于室内装修。喜树的树干挺直，生长迅速，可栽种为庭园树或行道树。

【附方】

1. 痈疮疖肿、疮痈初起：喜树嫩叶一握，加食盐少许，捣烂外敷患处。

2. 牛皮癣：喜树皮（或树枝）切碎，水煎浓缩，然后加羊毛脂、凡士林，调成 10%～20% 油膏外搽。另取树皮或树枝 30～60g，水煎服，每天 1 剂。亦可取叶加水浓煎后，外洗患处。

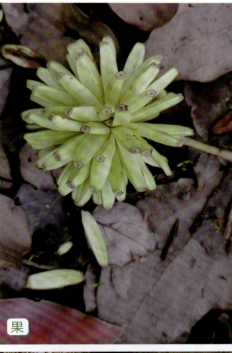
果

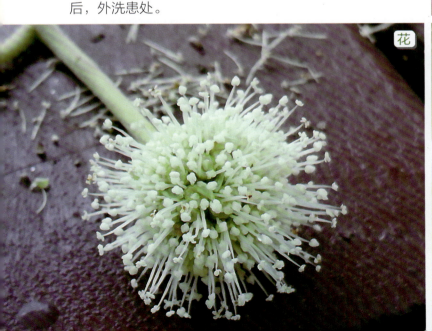
花

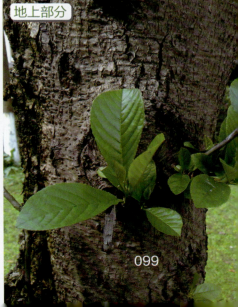
地上部分

099

莲
Nelumbo nucifera Gaertn.

【科属】莲科莲属。

【野外识别特征】水生植物。根状茎横生，肥厚，节间膨大，节部缢缩。叶盾状。花大。聚合坚果。

【生存状态】栽培。

【药用价值】

1. 种子（莲子★）：甘、涩，平。归脾、肾、心经。补脾止泻，止带，益肾涩精，养心安神。用于脾虚泄泻，带下，遗精，心悸失眠。

2. 成熟种子中的干燥幼叶及胚根（莲子心★）：苦，寒。归心、肾经。清心安神，交通心肾，涩精止血。用于热入心包，神昏谵语，心肾不交，失眠遗精，血热吐血。

3. 根茎节部（藕节★）：甘、涩，平。归肝、肺、胃经。收敛止血，化瘀。用于吐血，咯血，衄血，尿血，崩漏。

4. 花托（莲房★）：苦、涩，温。归肝经。化瘀止血。用于崩漏，尿血，痔疮出血，产后瘀阻，恶露不尽。

5. 雄蕊（莲须★）：甘、涩，平。归心、肾经。固肾涩精。用于遗精滑精，带下，

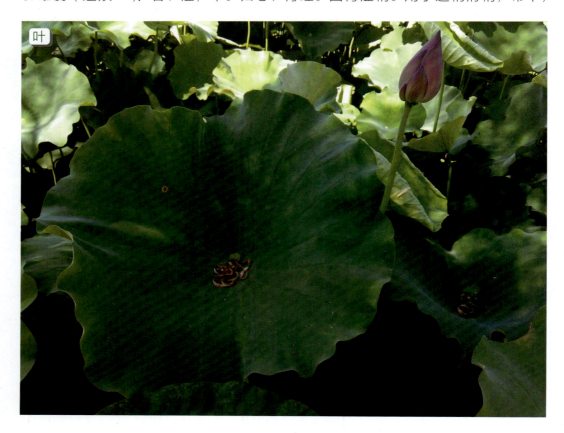
叶

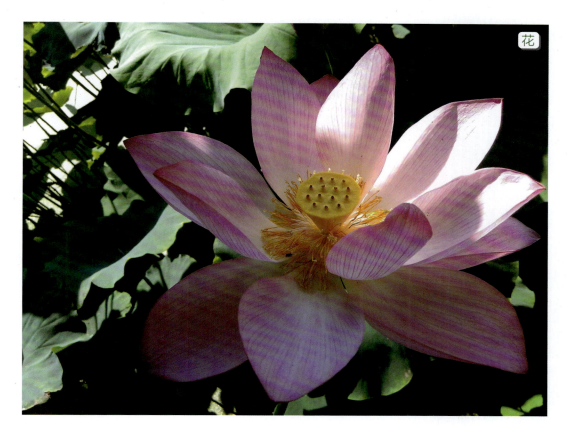

尿频。

6. 叶（荷叶★）：苦，平。归肝、脾、胃经。清暑化湿，升发清阳，凉血止血。用于暑热烦渴，暑湿泄泻，脾虚泄泻，血热吐衄，便血崩漏。荷叶炭收涩化瘀止血。用于出血症和产后血晕。

【其他价值】莲的根状茎（藕）和莲子均可食用，可生食或煮食等。藕常作为蔬菜食用，也可加工提制淀粉（藕粉）。莲叶可作为茶的代用品或包装材料。此外，莲可用于园艺造景，具有很高的观赏价值，同时也是一种重要的水环境修复植物，对水体富营养化的治理有一定效果。

【附方】

1. 吐血，咯血：荷叶焙干研末粉末 6g，用米汤送服。

2. 胎衣不下：莲房一个，甜酒煎服。

3. 乳裂：莲房炒研为末，外敷患处。

4. 天疱湿疮：莲蓬壳，烧存性，研末，用井泥调涂患处。

5. 黄水疮：莲房烧成炭，研细末，香油调匀，敷患处，每日 2 次。

6. 上焦痰热：藕汁、梨汁各半盏，一同饮用。

7. 眼热赤痛：取带节的莲藕 1 个，将绿豆放满莲藕的中空处，水数碗，煎至半碗，喝汤吃藕。

8. 鼻衄不止：藕节捣汁饮，并滴鼻中。

楝
Melia azedarach L.

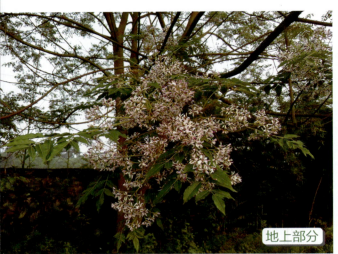

地上部分

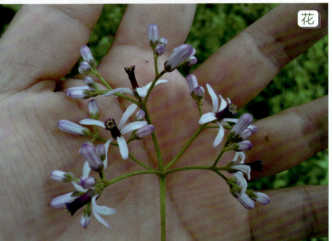

花

【科属】楝科楝属。

【野外识别特征】落叶乔木。2~3回奇数羽状复叶互生。圆锥花序腋生或顶生，花芳香，花瓣淡紫色，雄蕊管紫色。核果淡黄色，4~5室，每室具1颗种子。

【生存状态】栽培。

【药用价值】

1. 树皮及根皮（苦楝皮★）：苦，寒；有毒。归肝、脾、胃经。驱虫，疗癣。用于蛔虫病，蛲虫病，虫积腹痛；外治疥癣瘙痒。

2. 果实（苦楝子）：苦，寒；有小毒。归肝、胃经。行气止痛，杀虫。用于脘腹胁肋疼痛，疝痛，虫积腹痛，头癣，冻疮。

【其他价值】楝于春夏之交绽放淡紫色花朵，香味浓郁；耐烟尘，抗二氧化硫、氟化氢等有毒有害气体，又是杀虫能手，适宜作庭荫树和行道树，是良好的城市及矿区绿化树种、平原及低海拔丘陵区的造林树种。其木材是家具、建筑构件、农具、舟车、乐器等的良好用材。树皮、果、叶、花等可做农药，可杀虫。鲜叶可灭钉螺。种子榨油可用于制作油漆、肥皂及润滑油。树皮纤维可作人造棉和造纸原料。

【附方】

1. 瘾疹：楝皮用水浓煎，用药液洗浴。

2. 顽固性湿癣：楝根皮，洗净晒干烧灰，调茶油涂抹患处，隔日洗去再涂，如此3~4次。

3. 虫牙痛：苦楝树皮煎汤漱口。

4. 小儿秃疮及诸恶疮，蠼螋伤：楝树枝皮烧灰，和猪油敷患处。

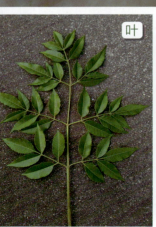

叶

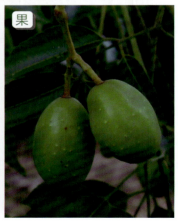

果

香椿
Toona sinensis（Juss.）Roem.

【科属】楝科香椿属。

【野外识别特征】落叶乔木。叶痕常明显。偶数羽状复叶，有特殊气味，叶柄红色，基部肥大。圆锥花序顶生，花白色。

【生存状态】栽培。

【药用价值】

1. 果实（香椿子）：辛、苦，温。归肝、肺经。祛风，散寒，止痛。用于外感风寒，风湿痹痛，胃痛，疝气痛，痢疾。

2. 叶（椿叶）：辛、苦，平。归心、脾、大肠经。祛暑化湿，解毒，杀虫。用于暑湿伤中，恶心呕吐，食欲不振，泄泻，痢疾，痈疽，肿毒，疥疮，白秃疮。

3. 花（椿树花）：辛、苦，温。归肝、肺经。祛风除湿，行气止痛。用于风湿痹痛，久咳，痔疮。

4. 树皮或根皮（椿白皮）：苦、涩，微寒。归大肠、胃经。清热燥湿，涩肠，止血，止带，杀虫。用于泄泻，痢疾，肠风便血，崩漏，带下，蛔虫病，丝虫病，疮癣。

【其他价值】香椿嫩芽可食，生食、熟食或晒干盐腌皆可，可制作香椿炒鸡蛋、香椿拌豆腐、煎香椿饼、凉拌香椿、腌香椿等菜肴。其木材为家具、室内装饰品、乐器、建筑及船舶的优良用材，素有"中国桃花心木"之美誉。树皮坚韧，可作纤维用，可造纸。枝叶茂密，生长迅速，叶秋季变红。香椿为重要用材树种，又为良好的观赏及行道树种。

【附方】

1. 疝气痛：香椿子 15g，水煎服。

2. 赤白痢疾：椿叶 60～120g，酌加水煎服。

3. 胃及十二指肠溃疡：香椿树根皮 18g，水煎服。

4. 淋浊，白带：椿根白皮 30g，加水适量，煎服。

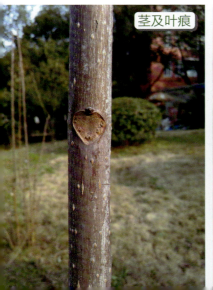
茎及叶痕

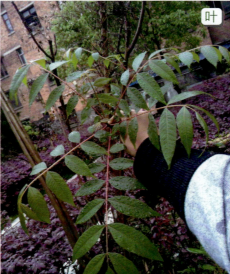
叶

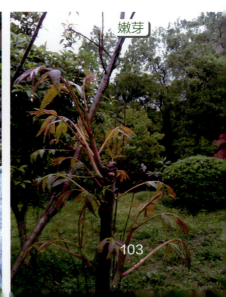
嫩芽

103

何首乌
Pleuropterus multiflorus（Thunb.）Nakai

【科属】蓼科何首乌属。

【野外识别特征】多年生缠绕草本。块根肥厚，黑褐色。单叶互生，基部心形或近心形，具膜质托叶鞘。花序圆锥状，顶生或腋生。瘦果卵形，具3棱，黑褐色，有光泽，包于宿存花被内。

【生存状态】野生。

【药用价值】

1. 块根（何首乌★）：苦、甘、涩，微温。归肝、心、肾经。解毒，消痈，截疟，润肠通便。用于疮痈，瘰疬，风疹瘙痒，久疟体虚，肠燥便秘。

2. 何首乌的炮制加工品（制何首乌★）：苦、甘、涩，微温。归肝、心、肾经。补肝肾，益精血，乌须发，强筋骨，化浊降脂。用于血虚萎黄，眩晕耳鸣，须发早白，腰膝酸软，肢体麻木，崩漏带下，高脂血症。

3. 藤茎（首乌藤★）：甘，平。归心、肝经。养血安神，祛风通络。用于失眠多梦，血虚身痛，风湿痹痛，皮肤瘙痒。

【其他价值】何首乌枝蔓修长，生长繁茂，适用于攀缘绿化。根茎富含淀粉，可酿酒。何首乌茎叶水浸液可治蚜虫、红蜘蛛、稻螟。

【附方】

1. 自汗不止：何首乌末，水调，封脐中。

2. 瘰疬结核，或破或不破，下至胸前：何首乌叶捣烂涂患处，并取何首乌块根洗净，日日生嚼。

3. 破伤血出：何首乌末敷患处。

4. 疖肿：取新鲜何首乌1000g，切片，放锅内（勿用铁锅）加水浓煎成250mL，药液外搽患处，每日1~3次。

5. 风疮疥癣作痒：何首乌叶适量，水煎，取药液洗浴。

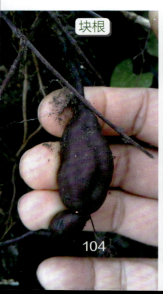
块根

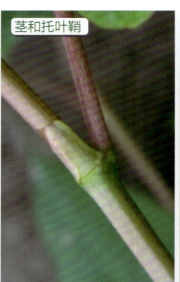
茎和托叶鞘

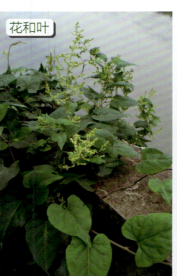
花和叶

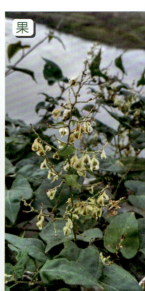
果

扛板归
Persicaria perfoliata（L.）H.Gross

【科属】蓼科蓼属。

【野外识别特征】一年生攀缘草本。茎沿棱疏生倒刺。单叶互生，三角形，盾状着生于叶片的近基部，叶柄具倒生皮刺，托叶鞘叶状。花序短穗状，顶生或腋生，花被 5 深裂，白色或淡红色，花被片椭圆形，果时增大，深蓝色。瘦果球形，包于蓝色多汁的宿存花被内。

【生存状态】野生。

【药用价值】地上部分（杠板归★）：酸，微寒。归肺、膀胱经。清热解毒，利水消肿，止咳。用于咽喉肿痛，肺热咳嗽，小儿顿咳，水肿尿少，湿热泻痢，湿疹，疔肿，蛇虫咬伤。

【其他价值】扛板归可制作菜肴，亦为优质畜禽饲用植物。茎叶烘干磨成粉末，加 3 倍水，煮成原液，再加 10 倍水稀释后喷洒，可防治蔬菜害虫。

【附方】

1. 缠腰火丹（带状疱疹）：鲜扛板归叶，捣烂绞汁，调雄黄末适量，涂患处，每日数次。

2. 痈肿：鲜扛板归全草 60～90g，水煎，调黄酒服。

3. 湿疹、天疱疮、脓疱：鲜扛板归全草 60g，水煎服。

4. 慢性湿疹：鲜扛板归 120g，水煎外洗患处，每日 1 次。

5. 下肢关节肿痛：鲜扛板归全草 60～90g，水煎服。

6. 蛇咬伤：扛板归叶不拘多少，捣汁酒调，随量服之，用渣敷伤处。

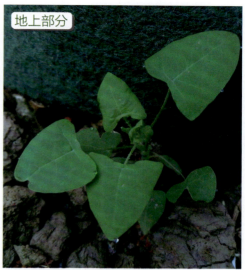
地上部分

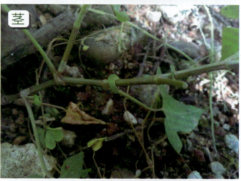
茎

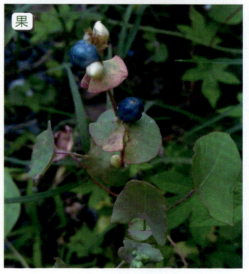
果

羊蹄

Rumex japonicus Houtt.

【科属】蓼科酸模属。

【野外识别特征】多年生草本。根粗大黄色。茎直立，具沟槽。基生叶边缘微波状，下面沿叶脉具小突起；茎生叶互生；托叶鞘膜质，易破裂。花序圆锥状，花两性，多花轮生；花被片 6，淡绿色，外花被片椭圆形，内花被片果时增大，网脉明显，边缘具不整齐的小齿，全部具小瘤。瘦果具 3 锐棱。

【生存状态】野生。

【药用价值】

1. 根（羊蹄）：苦，寒。归心、肝、大肠经。清热通便，凉血止血，杀虫止痒。用于大便秘结，吐血，衄血，肠风便血，痔血，崩漏，疥癣，白秃疮，痈肿疮毒，跌打损伤。

2. 叶（羊蹄叶）：甘，寒。凉血止血，通便，解毒消肿，杀虫止痒。用于肠风便血，便秘，小儿疳积，痈肿疮毒，疥癣。

3. 果实（羊蹄实）：苦，平。凉血止血，通便。用于赤白痢疾，漏下，便秘。

【其他价值】羊蹄嫩叶、嫩芽可食，其叶可炒食。其根富含淀粉，可用于酿酒。羊蹄也可作家禽的饲料，是猪、禽优良的晚秋青绿饲料。

【附方】

1. 肛门周围炎症：羊蹄根（鲜品）30～45g，水煎冲冰糖，早晚空腹服。

2. 跌打损伤：鲜羊蹄根适量，捣烂，用酒炒热，敷患处。

3. 湿癣（痒不可忍，出黄水，愈后易复发）：用新鲜的羊蹄根捣烂，和醋调匀涂搽，过一阵，用冷水洗去，1 天 1 次，有奇效。

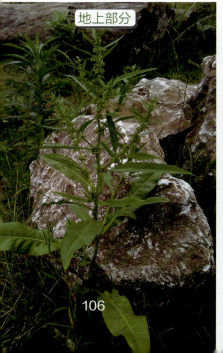
地上部分

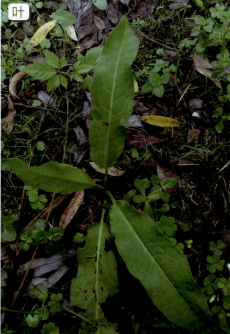
叶

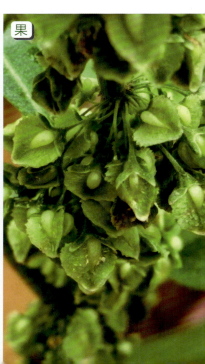
果

马鞭草
Verbena officinalis L.

【科属】马鞭草科马鞭草属。

【野外识别特征】多年生草本。茎四棱。单叶对生。穗状花序顶生和腋生，花冠淡紫色至蓝色。

【生存状态】野生。

【药用价值】地上部分（马鞭草★）：苦，凉。归肝、脾经。活血散瘀，解毒，利水，退黄，截疟。用于癥瘕积聚，痛经经闭，喉痹，痈肿，水肿，黄疸，疟疾。

【其他价值】茎、叶水浸液可防治蚜虫、甘薯金花虫、菜青虫。

【附方】

1. 妇人疝痛：马鞭草 30g，酒煎滚，服煎液，并用药液洗浴，取汗起效。

2. 乳痈肿痛：马鞭草一握，酒 1 碗，生姜 1 块，擂汁服，药渣敷患处。

3. 疳疮：马鞭草煎水洗患处。

4. 牙周炎，牙髓炎，牙槽脓肿：马鞭草 30g，切碎晒干备用，水煎服，每天 1 剂。

5. 黄疸：马鞭草鲜根（或全草）60g，水煎调糖服。

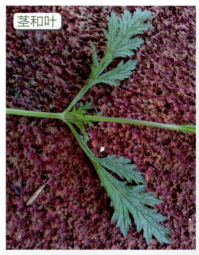
茎和叶

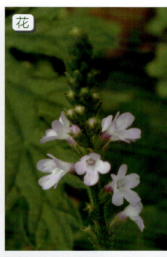
花

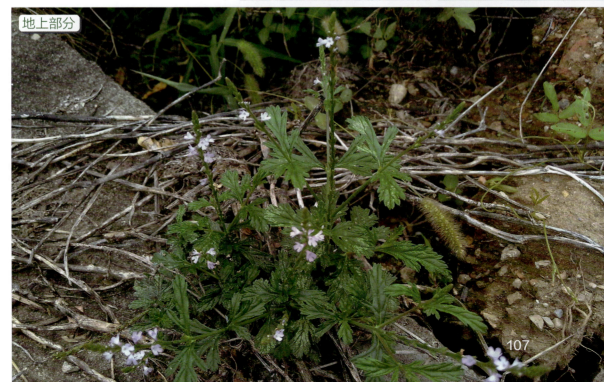
地上部分

马齿苋
Portulaca oleracea L.

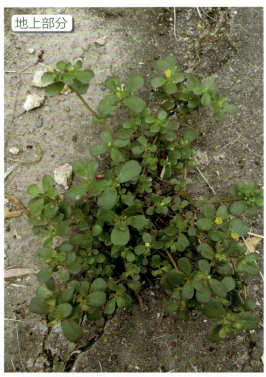
地上部分

【科属】马齿苋科马齿苋属。

【野外识别特征】一年生草本。平卧茎肉质。叶片肉质扁平似马齿状。花常3~5朵簇生枝端，午时盛开；花瓣常5裂，黄色。蒴果卵球形，盖裂。种子细小，多数，黑褐色。

【生存状态】野生。

【药用价值】

1.地上部分（马齿苋★）：酸，寒。归肝、大肠经。清热解毒，凉血止血，止痢。用于热毒血痢，痈肿疔疮，湿疹，丹毒，蛇虫咬伤，便血，痔血，崩漏下血。

2.种子（马齿苋子）：甘，寒。归肝、大肠经。清肝，化湿，明目。用于青盲白翳，泪囊炎。

【其他价值】马齿苋嫩茎叶可作蔬菜，亦为家畜饲料。其水浸液，可防治蚜虫。

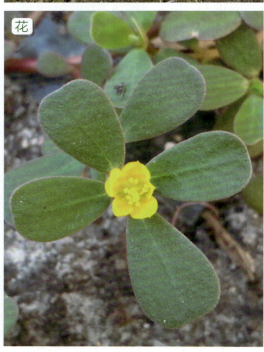
花

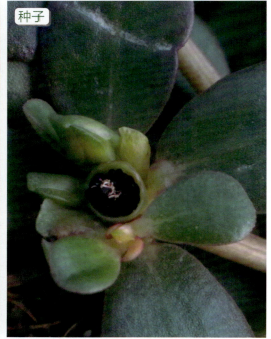
种子

【附方】

1. 细菌性痢疾、肠炎：马齿苋（鲜草）750g，先干蒸 3~4min，捣烂取汁 150mL 左右。每次服 50mL，每次日 3 次。

2. 急性阑尾炎：马齿苋、蒲公英各 60g，水煎 2 次，浓缩为 200mL，分 2 次服。

3. 带状疱疹：鲜马齿苋 60g，捣烂外敷患处，每日 2 次。

4. 痈久不瘥：马齿苋捣汁，敷患处。

5. 多年恶疮：马齿苋捣敷患处。

6. 小便热淋：马齿苋汁服之。

7. 风齿肿痛：马齿苋一把，嚼汁浸患处，肿即消退。

8. 蜈蚣咬伤：马齿苋汁涂患处。

【相似植物辨别】

马齿苋	大花马齿苋
叶片扁平，肥厚，似马齿状	叶片细圆柱形
花直径 0.4~0.5cm，常 3~5 朵簇生枝端，午时盛开	花单生或数朵簇生枝端，直径 2.5~4cm，日开夜闭

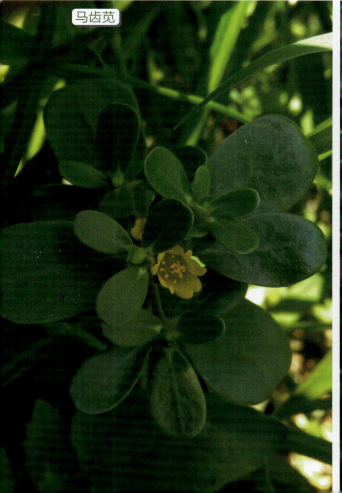

马齿苋

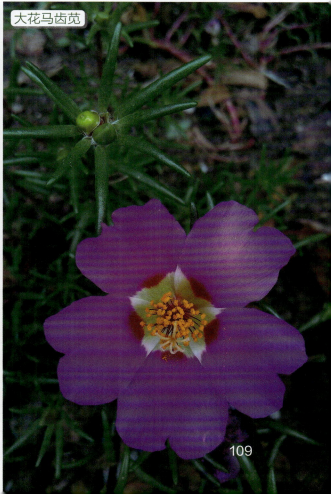

大花马齿苋

野老鹳草
Geranium carolinianum L.

【科属】牻牛儿苗科老鹳草属。

【野外识别特征】一年生草本。茎具棱角，密被短柔毛。基生叶早枯，茎生叶互生或最上部对生，掌状5~7裂近基部，裂片上部羽状深裂，被毛。花序腋生和顶生，被毛，每总花梗具2花，顶生总花梗常数个集生，花序呈伞形状；花瓣淡紫红色。蒴果被短糙毛，果瓣由喙上部先裂向下卷曲。

【生存状态】野生。

【药用价值】地上部分（老鹳草★）：辛、苦，平。归肝、肾、脾经。祛风湿，通经络，止泻痢。用于风湿痹痛，麻木拘挛，筋骨酸痛，泄泻痢疾。

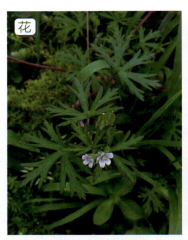
花

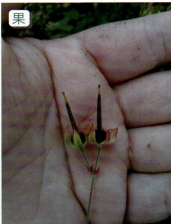
果

【其他价值】野老鹳草能防浪护堤和固沙保土，也是猪、牛等牲畜的良好饲料。此外，野老鹳草还可以作为观花地被植物。

【附方】肠道感染：用野老鹳草制成100%煎剂，每次40mL，日服2~3次；或用老鹳草60~90g，每日煎服1剂。

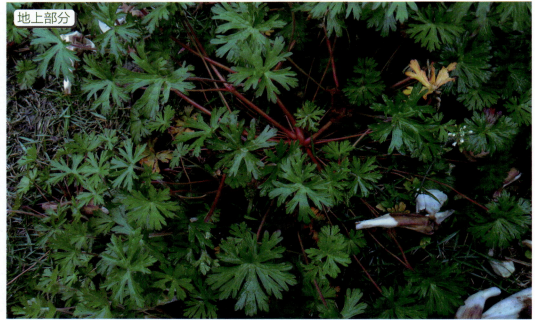
地上部分

石龙芮
Ranunculus sceleratus L.

【科属】毛茛科毛茛属。

【野外识别特征】一年生草本。须根系。直立茎。单叶互生，掌状 3 裂。聚伞花序有多数花；花小，花瓣 5，黄色。聚合瘦果。

【生存状态】野生。

【药用价值】

1. 全草（石龙芮）：苦、辛，寒；有毒。归心、肺经。清热解毒，消肿散结，止痛，截疟。用于痈疖肿毒，毒蛇咬伤，痰核瘰疬，风湿关节肿痛，牙痛，疟疾。

2. 果实（石龙芮子）：苦，平。归心经。和胃，益肾，明目，祛风湿。用于心腹烦满，肾虚遗精，阳痿阴冷，不育无子，风寒湿痹。

【其他价值】石龙芮嫩茎叶可食用，但因其鲜叶中含原白头翁素有毒，在烹调食用前必须水焯并用清水浸泡漂洗两小时以上，才可食用。因其植株较小巧，叶形较特殊，不仅有自然野趣美，亦颇有几分精巧优美感，可沿水际线呈带状种植，也可作潮湿地被植物。

【附方】

1. 疟疾：石龙芮鲜全草捣烂，于疟发前 6 小时敷大椎穴。

2. 下肢溃疡：取石龙芮全草，洗净，切碎，加水煮烂后压榨取汁再熬制成膏，贮瓶密闭备用。每 50 斤鲜生药可制膏 1000g。用时即以石龙芮膏外敷患处，每日或隔日 1 次。

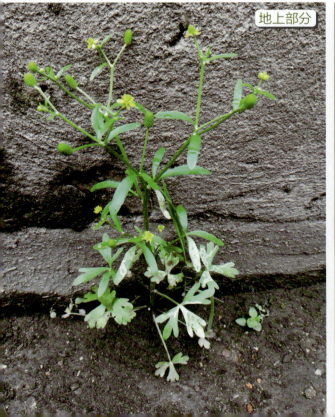

地上部分

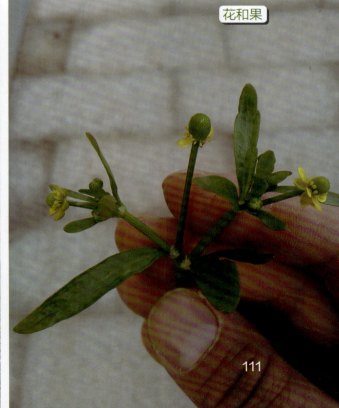

花和果

扬子毛茛
Ranunculus sieboldii Miq.

【科属】毛茛科毛茛属。

【野外识别特征】多年生草本。茎铺散，斜升，多分枝，密生开展的白色或淡黄色柔毛。基生叶为3出复叶，茎生叶互生。花与叶对生，花瓣5，黄色或上面变白色。瘦果扁平。

【生存状态】野生。

【药用价值】全草及根（毛茛）：辛，温；有毒。归肝、胆、心、胃经。退黄，定喘，截疟，镇痛，消翳。用于黄疸，哮喘，疟疾，偏头痛，牙痛，鹤膝风，风湿关节痛，目生翳膜，瘰疬，痈肿疮毒。

【附方】

1. 毒疮或跌伤出血：毛茛嫩茎叶捣烂，包伤口上，可以拔脓除毒，止血生肌。但不能敷在未伤的皮肤上，否则刺激起泡。

2. 跌伤未破皮者：毛茛少量，合酒涂揉患处。

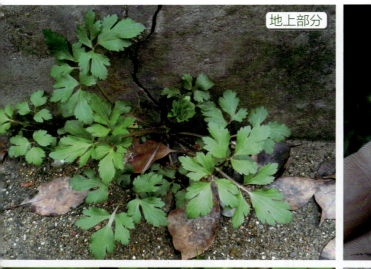
地上部分

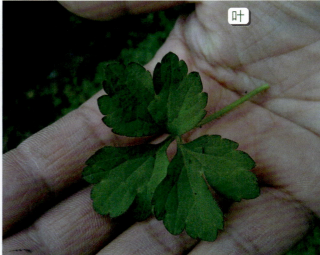
叶

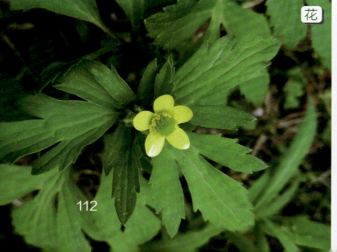
花

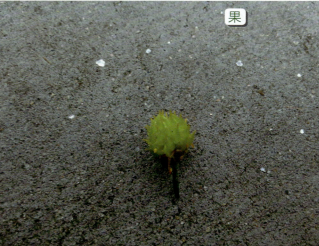
果

112

天葵
Semiaquilegia adoxoides (DC.) Makino

【科属】毛茛科天葵属。

【野外识别特征】多年生小草本。块根
外皮棕黑色。基生叶多数，为一回掌状
三出复叶，叶面常见白斑，叶背常紫色。
茎生叶稍小，互生。花小，白色。蓇葖
果3~4枚，荚状，熟时开裂。

【生存状态】野生。

【药用价值】块根（天葵子★）：甘、苦，
寒。归肝、胃经。清热解毒，消肿散结。
用于痈肿疔疮，乳痈，瘰疬，蛇虫咬伤。

【其他价值】天葵块根和种子可作土农
药，防治蚜虫、红蜘蛛、稻螟等。

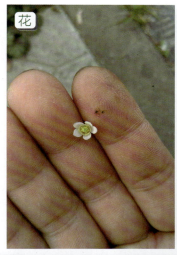

花

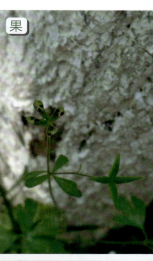

果

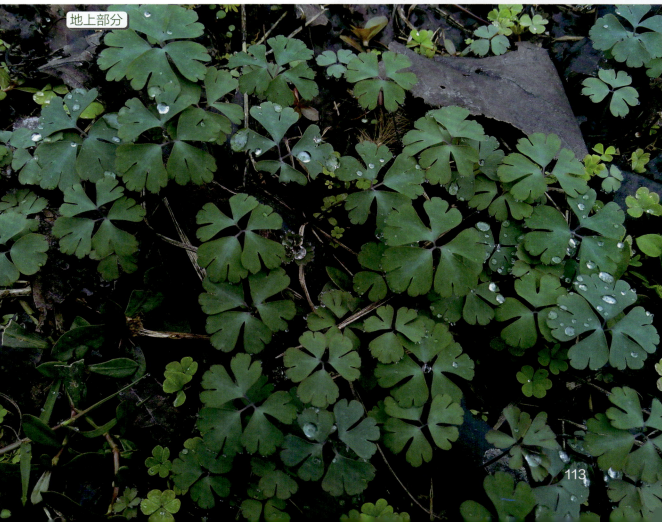

地上部分

荷花木兰
Magnolia grandiflora L.

【科属】木兰科北美木兰属。

【野外识别特征】常绿乔木。小枝、芽、叶下面和叶柄均密被褐色或灰褐色短绒毛（幼树的叶下面无毛）。叶厚革质，具环状托叶痕。花大，白色，花被片 9～12，厚肉质；雄蕊（下部）和雌蕊（上部）螺旋状排列在凸起的花托上。聚合蓇葖果，木质。种子外种皮红色。

【生存状态】栽培。

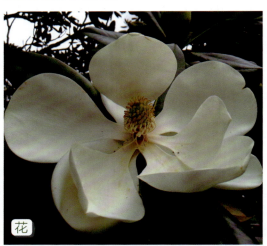

花

【药用价值】花和树皮（广玉兰）：辛，温。归肺、胃、肝经。祛风散寒，行气止痛。用于外感风寒，头痛，鼻塞，脘腹胀痛，呕吐，腹泻，高血压，偏头痛。

【其他价值】荷花木兰花大色白，状如荷花，芳香馥郁，为美丽的庭园绿化观赏树种。其适生于湿润肥沃土壤，对二氧化硫、氯气、氟化氢等有毒气体抗性较强；也耐烟尘。木材呈黄白色，材质坚重，可作为装饰用材。叶、幼枝和花可提取芳香油；花可制浸膏。种子可榨油。

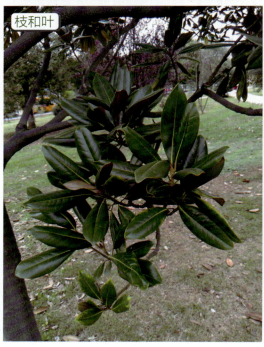

枝和叶

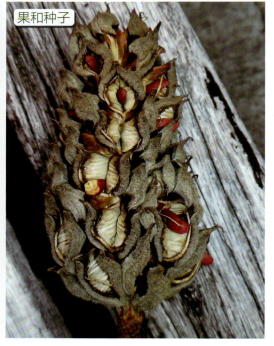

果和种子

白兰
Michelia × *alba* DC.

【科属】木兰科含笑属。

【野外识别特征】常绿乔木，揉枝叶有芳香，幼枝及芽密被微柔毛，老时毛渐脱落。单叶互生，具环状托叶痕。花白色，花被片 10，极香。常不结果实。

【生存状态】栽培。

【药用价值】花（白兰花）：辛，微温。行气，止咳。用于胸闷腹胀，中暑，咳嗽，前列腺炎，带下。

【其他价值】白兰花洁白清香，于夏秋间开放，为著名的庭园观赏树种。鲜叶可提取香油，称"白兰叶油"，可供调配香精。

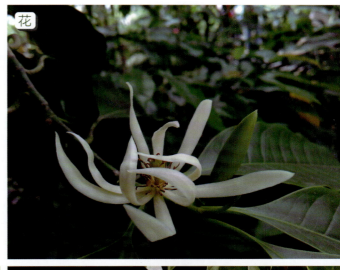

花

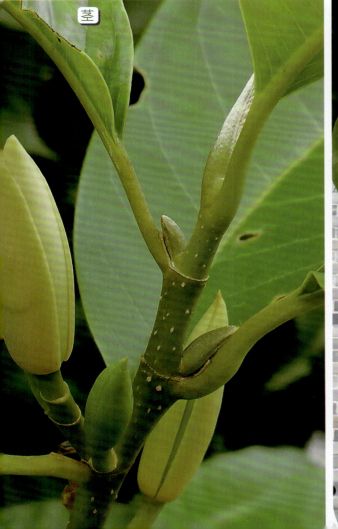

茎

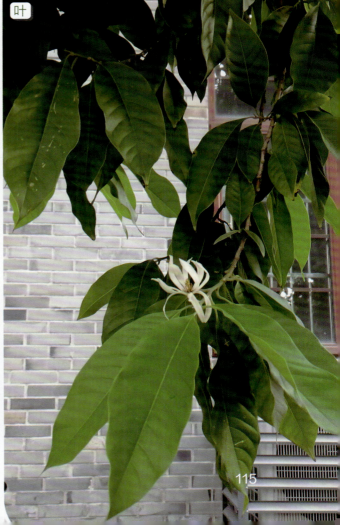

叶

115

玉兰
Yulania denudata（Desr.）D.L.Fu

【**科属**】木兰科玉兰属。

【**野外识别特征**】落叶乔木。冬芽及花梗密被淡灰黄色长绢毛。单叶互生，具托叶痕。花大，单生，先叶开放，花被片9片，白色，基部常带粉红色，花瓣大小相似。聚合蓇葖果，厚木质，褐色。

【**生存状态**】栽培。

【**药用价值**】花蕾（辛夷★）：辛，温。归肺、胃经。散风寒，通鼻窍。用于风寒头痛，鼻塞流涕，鼻鼽，鼻渊。

【**其他价值**】玉兰木材材质优良，纹理直，结构细，供制作家具、图板、细木工制品等用。花含芳香油，可提取配制香精或制浸膏；花被片可食用或用于熏茶；种子可榨油供工业用。玉兰早春时节白花满树，艳丽芳香，为驰名中外的庭园观赏树种。玉兰对二氧化硫、氯气等有毒气体抵抗力较强，可防治工业污染、优化生态环境，是厂矿地区极好的防污染绿化树种。

【**附方**】

1.鼻炎、鼻窦炎：辛夷（包煎）9g，鸡蛋3个，同煮，吃蛋喝汤（方法一）；辛夷4份，鹅不食草1份，用水浸泡4～8小时后蒸馏，取芳香水，滴鼻（方法二）。

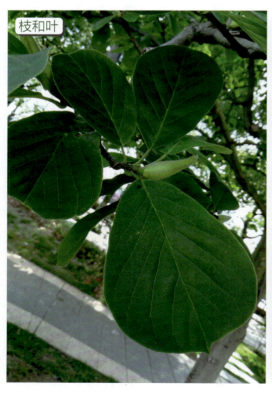
枝和叶

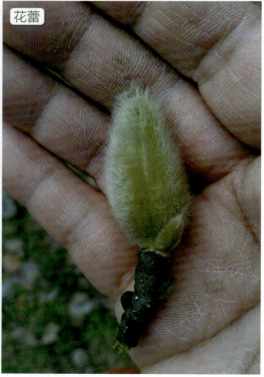
花蕾

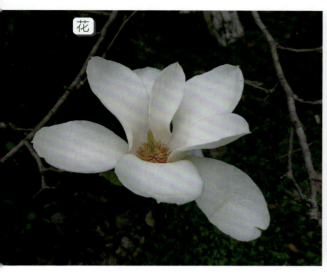

花

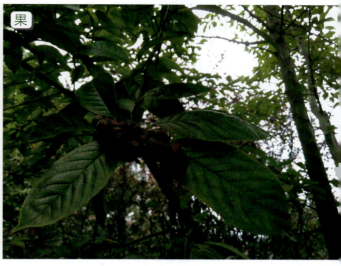

果

2.鼻塞不知香味：皂角、辛夷、石菖蒲等份，研为末，将药粉包裹在棉布中，然后塞入鼻中。

【相似植物辨别】

玉兰	紫玉兰	二乔玉兰
花被片9片，白色，基部常带粉红色	花被片9~12，外轮3片萼片状，紫绿色，常早落，内两轮肉质，外面紫色或紫红色，内面带白色	花浅红色至深红色，花被片6~9，外轮3片花被片常较短，约为内轮长的2/3

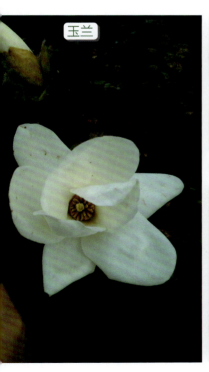

玉兰

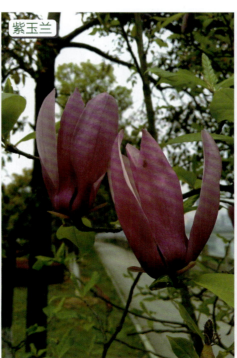

紫玉兰

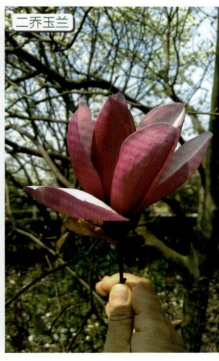

二乔玉兰

望春玉兰
Yulania biondii（Pamp.）D.L.Fu

【科属】木兰科玉兰属。

【野外识别特征】落叶乔木。单叶互生，具托叶痕。花先叶开放，多单生枝顶，芳香，花被9，三轮，外轮3片紫红色，萼片状，中内两轮，白色，外面基部常紫红色；雄蕊多数，在伸长的花托下部螺旋状排列；雌蕊多数，排列在花托上部。聚合蓇葖果，圆柱形，常因部分不育而扭曲。

【生存状态】栽培。

【药用价值】花蕾（辛夷★）：辛，温。归肺、胃经。散风寒，通鼻窍。用于风寒头痛，鼻塞流涕，鼻鼽，鼻渊。

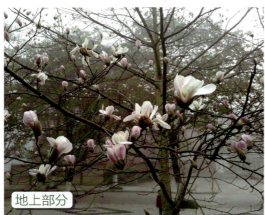
地上部分

【其他价值】望春玉兰是药用、用材、观赏兼用的优良珍贵树种，是优良的庭院绿化树种。花含芳香油，可提取香料；可作为饮料和糕点等的原料；还可提制芳香浸膏，作为香皂、化妆品香精。木材坚实，质地细腻，不遭虫蛀，光滑美观，是建筑和制作家具的优质良材，堪与樟木相比。它的幼苗还是广玉兰、白玉兰和含笑花的砧木。

【附方】同玉兰。

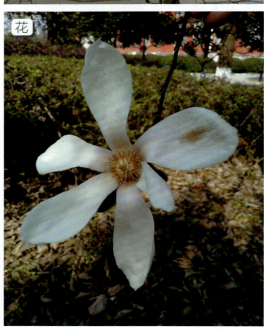
花

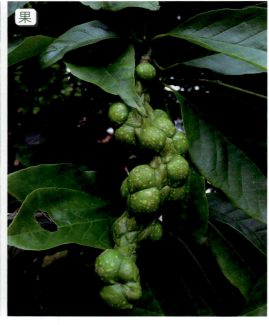
果

白木通

Akebia trifoliata subsp.*australis*（Diels）T.Shimizu

【科属】木通科木通属。

【野外识别特征】落叶或半常绿缠绕灌木。掌状复叶互生，小叶 3 枚，常全缘。花雌雄同株，总状花序腋生或生于短枝，雌花生于花序下部，雄花生于花序上部，花紫色。蓇葖状浆果，熟时黄褐色，果皮厚，果肉多汁，白色。

【生存状态】栽培。

【药用价值】

1. 藤茎（木通★）：苦，寒。归心、小肠、膀胱经。利尿通淋，清心除烦，通经下乳。用于淋证，水肿，心烦尿赤，口舌生疮，经闭乳少，湿热痹痛。

2. 果实（预知子★）：苦，寒。归肝、胆、胃、膀胱经。疏肝理气，活血止痛，散结，利尿。用于脘胁胀痛，痛经经闭，痰核痞块，小便不利。

3. 根（木通根）：苦，平。归肝、肾经。祛风通络，利水消肿，行气，活血，补肝肾，强筋骨。用于风湿痹痛，跌打损伤，经闭，疝气，睾丸肿痛，脘腹胀闷，小便不利，带下，虫蛇咬伤。

【其他价值】果可食，种子可榨油。

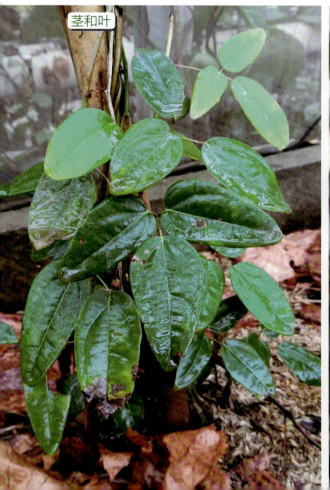

茎和叶

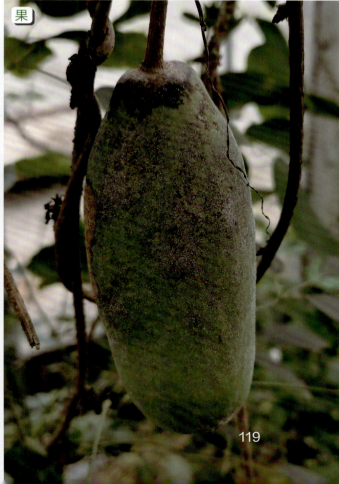

果

119

木樨
Osmanthus fragrans（Thunb.）Lour.

【科属】木樨科木樨属。

【野外识别特征】常绿乔木或灌木。单叶对生，叶片革质。聚伞花序簇生于叶腋，或近于帚状，每腋内有花多朵，花极芳香；在园艺栽培上，由于花的色彩不同，有金桂（金黄色）、银桂（黄白色）、丹桂（橘红色）、四季桂（淡黄色）等不同名称。核果紫黑色。

【生存状态】栽培。

【药用价值】

1. 花（桂花）：辛，温。化痰，散瘀。用于痰饮咳嗽，肠风血痢，疝瘕，牙痛，口臭。

2. 果实（桂花子）：甘、辛，温。归肝、胃经。温中行气止痛。用于胃寒疼痛，肝胃气痛。

【其他价值】花为名贵香料，可用作食品香料；木樨也是园林观赏花卉。

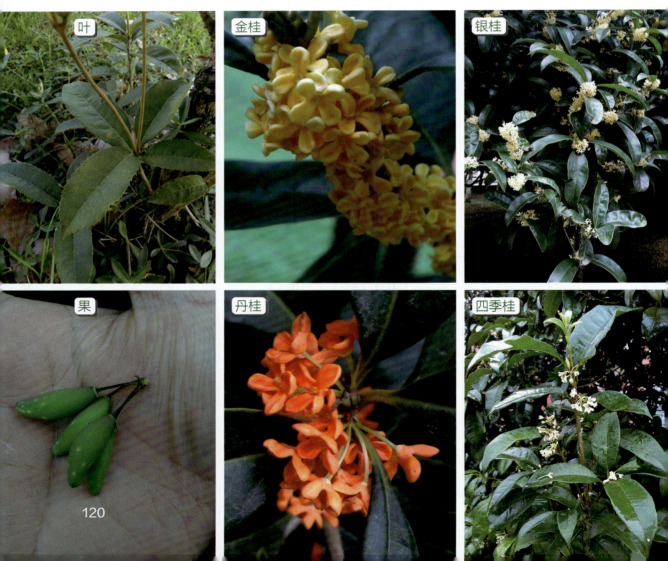

叶　金桂　银桂　果　丹桂　四季桂

120

女贞
Ligustrum lucidum W.T.Aiton

【科属】木樨科女贞属。

【野外识别特征】常绿大灌木或乔木。单叶对生，革质。圆锥花序顶生，花小，白色。浆果状核果，成熟时呈红黑色，被白粉。

【生存状态】栽培。

【药用价值】

1. 根（女贞根）：苦，平。行气活血，止咳喘，祛湿浊。用于哮喘，咳嗽，经闭，带下。

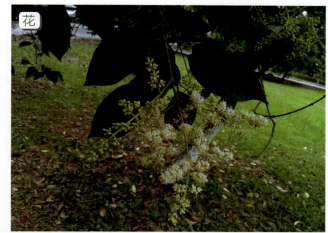

花

2. 叶（女贞叶）：苦，凉。清热明目，解毒散瘀，消肿止咳。用于头目昏痛，风热赤眼，口舌生疮，牙龈肿痛，疮肿溃烂，水火烫伤，肺热咳嗽。

3. 树皮（女贞皮）：微苦，凉。强筋健骨。用于腰膝酸痛，两脚

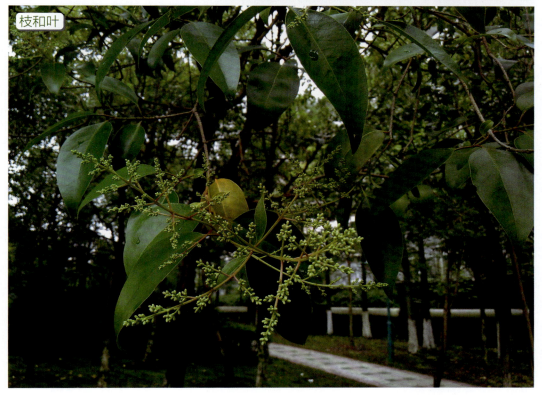

枝和叶

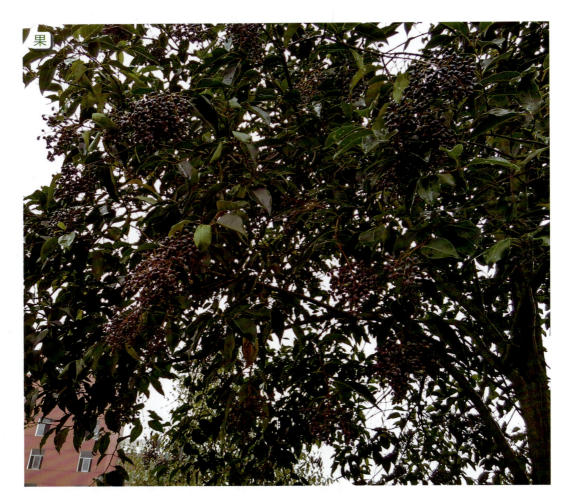

果

无力，水火烫伤。

4. 成熟果实（女贞子★）：甘、苦，凉。归肝、肾经。滋补肝肾，明目乌发。用于肝肾阴虚，眩晕耳鸣，腰膝酸软，须发早白，目暗不明，内热消渴，骨蒸潮热。

【其他价值】女贞种子榨油，可制肥皂。花可提取芳香油。果可供酿酒或制酱油。枝、叶上放养白蜡虫，能生产白蜡，蜡可供工业及医药用。女贞是园林中常用的观赏树种，可作为行道树、庭院树、绿篱。植株亦可作丁香、桂花、金叶女贞等的砧木。木材可用于制作精细木工制品及家具等。

【附方】

1. 烫伤：女贞树皮晒干研细末，茶油调敷伤处。

2. 慢性支气管炎：取女贞树皮120g（干品60g）切碎，水煎3~4小时，去渣，加糖，分3次服，10天为1个疗程，连服2个疗程。

3. 口腔炎、牙周炎：女贞鲜叶捣汁含漱。

4. 风热赤眼：女贞子不限量，捣汁熬成膏状，装进干净的瓶子保存，埋地下7日后，取出用来滴眼。

5. 口舌生疮，舌肿胀出：女贞叶捣汁，含在嘴里，然后吐出唾液。

地锦
Parthenocissus tricuspidata（Siebold & Zucc.）Planch.

【科属】葡萄科地锦属。

【野外识别特征】多年生木质落叶藤本。攀缘茎前端成为吸盘，附着在岩石、墙壁或树干上，与叶对生。单叶互生，掌状浅裂。多歧聚伞花序着生在短枝上，花小，绿色。浆果小球形，熟时蓝黑色。

【生存状态】栽培。

【药用价值】藤茎或根（地锦）：辛、微涩，温。归肝经。祛风止痛，活血通络。用于风湿痹痛，中风半身不遂，偏正头痛，产后血瘀，腹生结块，跌打损伤，痈肿疮毒，溃疡不敛。

【其他价值】可用于园林绿化、观赏。果可酿酒。

【附方】

1. 带状疱疹：爬山虎根磨汁外搽患处。
2. 便血：爬山虎藤茎、黄酒各 500g，加适量水煎，每天服 4 次，分 2 天服完。

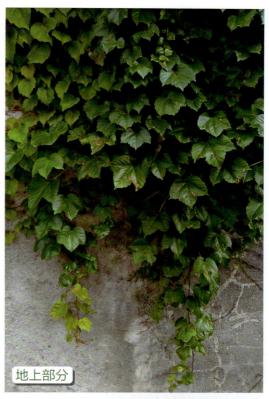
地上部分

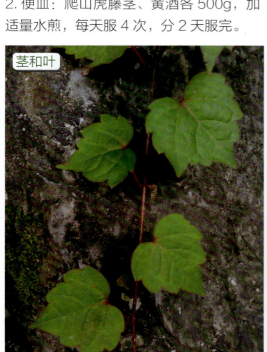
茎和叶

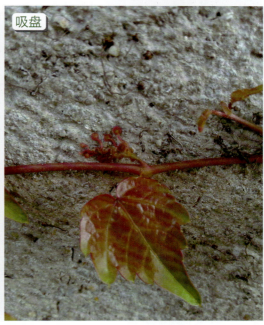
吸盘

乌蔹莓
Causonis japonica（Thunb.）Raf.

【科属】葡萄科乌蔹莓属。

【野外识别特征】多年生草质藤本。茎卷须 2~3 叉分枝，相隔 2 节间断与叶对生。叶为鸟足状掌状复叶 5 枚，互生。花序腋生，复二歧聚伞花序，花小，黄绿色。浆果近球形，成熟时黑色。

【生存状态】野生。

【药用价值】全草（乌蔹莓）：苦、酸，寒。解毒消肿，活血散瘀，利尿，止血。用于咽喉肿痛，目翳，咯血，血尿，痢疾；外用治痈肿，丹毒，腮腺炎，跌打损伤，毒蛇咬伤。

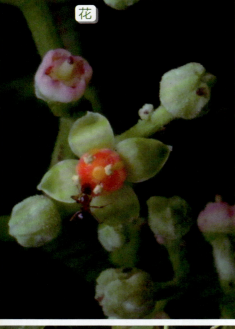
花

【其他价值】茎叶可煮熟、晒干、青贮，发酵喂猪。

【附方】

1. 发背、臀痈、便毒：乌蔹莓全草水煎 2 次过滤，将 2 次煎汁合并一处，再隔水煎浓缩成膏，涂纱布上，贴敷患处，每日换 1 次。

2. 无名肿毒：乌蔹莓叶捣烂，炒热，用醋泼过，贴敷患处。

3. 臁疮：鲜乌蔹莓叶，捣烂敷患处，宽布条扎护，每日换 1 次。

4. 风湿关节疼痛：乌蔹莓根 30g，泡酒服。

5. 白浊，小便不利：乌蔹莓根捣汁饮。

6. 毒蛇咬伤，眼前发黑，视物不清：鲜乌蔹莓全草捣烂绞取汁 60g，米酒冲服。外用鲜全草捣烂敷伤处。

7. 尿血：乌蔹莓阴干，研为末，每服 6g，开水送下。

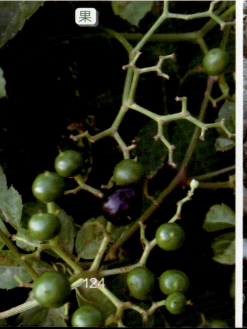
果

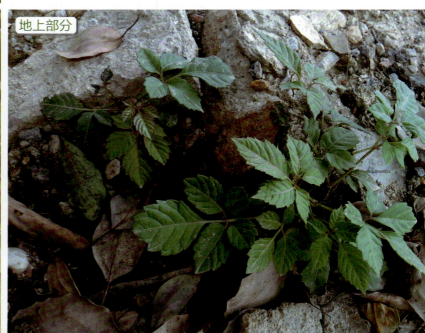
地上部分

盐麸木
Rhus chinensis Mill.

【科属】漆树科盐麸木属。

【野外识别特征】落叶小乔木或灌木。小枝被锈色柔毛。奇数羽状复叶互生，叶轴具宽的叶状翅，叶轴和叶柄密被锈色柔毛；小叶边缘具粗锯齿或圆齿，叶背被锈色柔毛。圆锥花序宽大，多分枝，雄花序长，雌花序较短，密被锈色柔毛；花白色。核果球形，略压扁，被毛，成熟时红色。

【生存状态】野生。

【药用价值】

1. 树根（盐肤木根）：酸、咸，平。祛风湿，利水消肿，活血散毒。用于风湿痹痛，水肿，咳嗽，跌打肿痛，乳痈，癣疮。根、叶外用治跌打损伤，毒蛇咬伤，漆疮。

2. 去掉栓皮的根皮（盐肤木根皮）：酸、咸，凉。清热利湿，解毒散瘀。用于黄疸，水肿，风湿痹痛，小儿疳积，疮疡肿毒，跌打损伤，毒蛇咬伤。

3. 去掉栓皮的树皮（盐肤木皮）：酸，微寒。清热解毒，活血止痢。用于血痢，痈肿，疮疥，蛇犬咬伤。

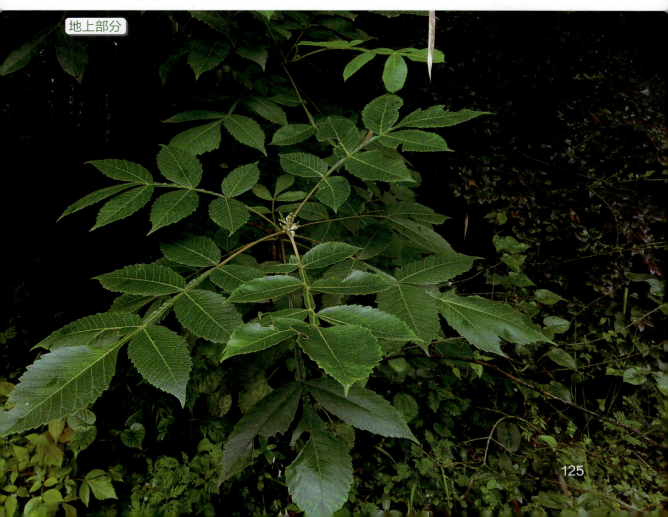

地上部分

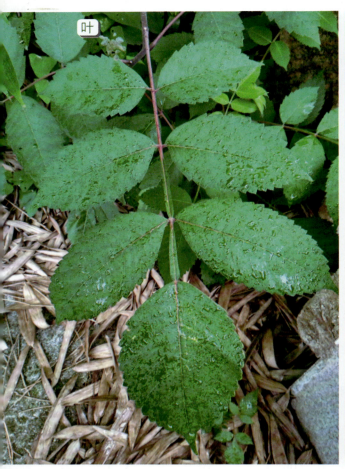

叶

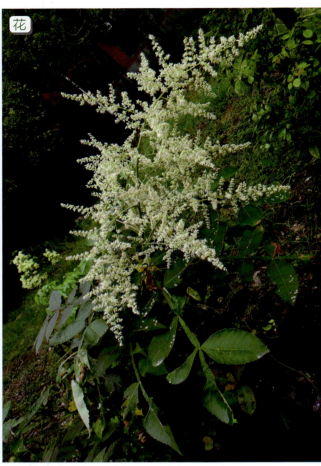

花

4. 果实（盐肤子）：酸、咸，凉。生津润肺，降火化痰，敛汗止痢。用于痰嗽，喉痹，黄疸，盗汗，痢疾，顽癣，痈毒，头风白屑。

【其他价值】幼枝和叶可制作土农药。叶水煮液可防治稻苞虫、棉蚜等农作物害虫。果实泡水可代醋食用，生食止渴。种子可榨油。种子油适用于制肥皂及工业用润滑油。盐肤木嫩茎叶富含氮、磷等元素，且茎叶柔软多汁易腐烂分解，是一种很好的绿肥。盐肤木的嫩茎叶可作为野生蔬菜食用，可喂猪。花是初秋的优质蜜粉源。秋冬其叶呈鲜红色，果实为橘红色，是良好的园林观赏树种。其根系发达粗壮，适应性很强、生长快、耐干旱瘠薄、根蘖力强，有利于水土保持，是重要的造林绿化树种，也是废弃地生态恢复的先锋植物。

【附方】

1. 疥疮：盐肤木叶煎水温洗患处。
2. 漆疮：盐肤木叶适量，煎水洗患处。

千屈菜
Lythrum salicaria L.

【科属】千屈菜科千屈菜属。

【野外识别特征】多年生草本。根茎横卧于地下，粗壮；地上茎具四棱。叶对生或三叶轮生。聚伞花序，簇生，花枝似一大型穗状花序。蒴果扁圆形，包于宿存花萼内。

【生存状态】栽培。

【药用价值】全草（千屈菜）：苦，寒。归大肠、肝经。清热解毒，收敛止血。用于痢疾，泄泻，便血，血崩，疮疡溃烂，吐血，衄血，外伤出血。

【其他价值】千屈菜可供观赏，可成片种植于河岸边的浅水处，也可用作地被植物和花境材料。在中国民间，其嫩茎叶作为野菜食用已有悠久历史。一般于 4～5 月间到野外采摘，从易折断处将千屈菜的嫩茎叶摘下，将鲜菜洗净，入沸水中焯一下，凉拌、炒食、做汤均可；也可将其切碎，拌入面粉中蒸食；亦可用鲜菜下面条食用；还可将其作为火锅配菜等。古代，民间还将千屈菜制成干菜，以备冬春之需，即先将鲜菜用沸水焯一下，再晒干贮存。

【附方】

1. 外伤出血：千屈菜鲜草捣烂绞汁外用，或干草研末撒布上包扎患处。

2. 伤寒，副伤寒：千屈菜 30g，水煎服。

3. 痢疾：千屈菜 9～15g，水煎服。

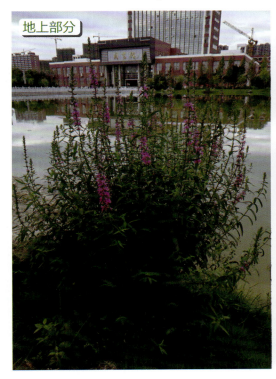
地上部分

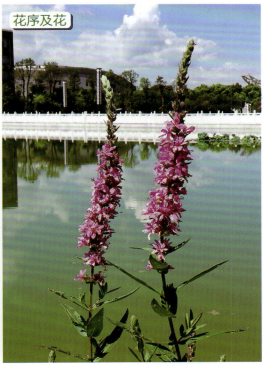
花序及花

石榴
Punica granatum L.

【科属】千屈菜科石榴属。

【野外识别特征】落叶灌木或乔木。枝顶常成尖锐长刺，幼枝具棱角，老枝近圆柱形。单叶常对生，花大，1~5朵生枝顶，萼筒常红色或淡黄色，裂片略外展，花瓣通常大，红色、黄色或白色。浆果近球形。种子多数，红色至乳白色，肉质的外种皮供食用。（校园内的石榴少见结实。）

【生存状态】栽培。

【药用价值】

1. 果皮（石榴皮★）：酸、涩，温。归大肠经。涩肠止泻，止血，驱虫。用于久泻，久痢，便血，脱肛，崩漏，带下，虫积腹痛。

2. 根皮（石榴根）：酸、涩，温。驱虫，涩肠，止带。用于蛔虫病，绦虫病，久泻，久痢，赤白带下。

3. 叶（石榴叶）：收敛止泻，解毒杀虫。用于泄泻，痘风疮，癞疮，跌打损伤。

4. 花（石榴花）：酸、涩，平。凉血，止血。用于衄血，吐血，外伤出血，月经不调，红崩白带，中耳炎。

【其他价值】石榴果实可食用，是常见的果树；此外，其叶绿花艳果红，也是重要的观赏树种。树皮、根皮和果皮均含多量鞣质，可提制栲胶。

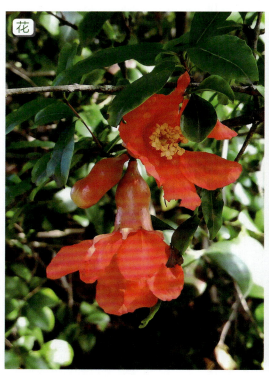

花

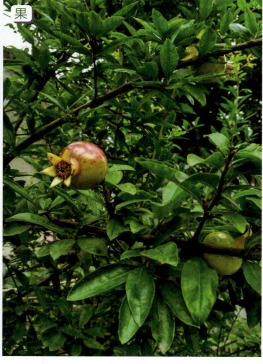

果

紫薇
Lagerstroemia indica L.

【科属】千屈菜科紫薇属。

【野外识别特征】落叶灌木或小乔木。常见脱落的树皮，新生的树皮光滑。小枝具 4 棱，略成翅状。单叶互生或有时对生。花淡红色或紫色、白色，常组成顶生圆锥花序；花瓣 6，皱缩，具长爪。蒴果椭圆状球形或阔椭圆形，幼时绿色至黄色，成熟时或干燥时呈紫黑色，室背开裂。

【生存状态】栽培。

【药用价值】

1. 花（紫薇花）：苦、微酸，寒。清热解毒，凉血止血。用于疮疖痈疽，小儿胎毒，疥癣，血崩，带下，肺痨咯血，小儿惊风。

2. 根（紫薇根）：微苦，微寒。清热利湿，活血止血，止痛。用于痢疾，水肿，烧烫伤，湿疹，痈肿疮毒，跌打损伤，血崩，偏头痛，牙痛，痛经，产后腹痛。

3. 叶（紫薇叶）：微苦、涩，寒。清热解毒，利湿止血。用于痈肿疮毒，乳痈，痢疾，湿疹，外伤出血。

4. 茎皮和根皮（紫薇皮）：苦，寒。清热解毒，利湿祛风，散瘀止血。用于无名肿毒，丹毒，乳痈，咽喉肿痛，肝炎，疥癣，鹤膝风，跌打损伤，内外伤出血，崩漏，带下。

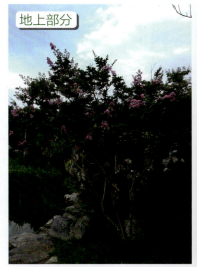
地上部分

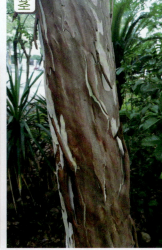
茎

【其他价值】紫薇花色鲜艳美丽，花期长，寿命长，可栽培为庭园观赏树，亦可作观花、观干、观根的盆景良材。紫薇的木材可作农具、家具、建筑构件等的用材。紫薇对二氧化硫、氟化氢及氮气的抗性强，吸滞粉尘能力也较强。

【附方】

1. 痈疽肿毒，头面疮疖，手脚生疮：紫薇根或花研末，醋调敷。亦可水煎服。

2. 赤白痢疾，急性传染性黄疸型肝炎：紫薇根、叶各 15g，水煎服。

3. 白痢：紫薇叶水煎服。

4. 湿疹：紫薇叶捣烂敷或煎水洗患处。

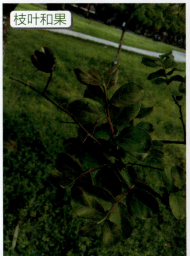
枝叶和果

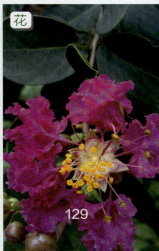
花

拉拉藤
Galium spurium L.

【科属】茜草科拉拉藤属。

【野外识别特征】多枝、蔓生或攀缘状草本。茎有4棱角，棱上、叶缘、叶脉上均有倒生的小刺毛。叶多6~8片轮生。聚伞花序腋生或顶生，少至多花。

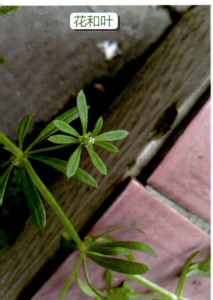
花和叶

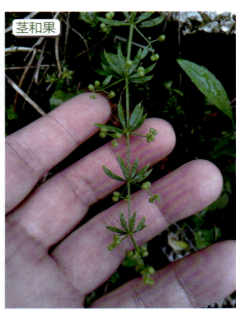
茎和果

【生存状态】野生。

【药用价值】全草（猪殃殃）：辛、苦，凉。清热解毒，利尿消肿。用于感冒，牙龈出血，急、慢性阑尾炎，泌尿系统感染，水肿，痛经，崩漏，带下，癌症；外用治乳腺炎初起，痈疖肿毒，跌打损伤。

【其他价值】其嫩苗可作菜。

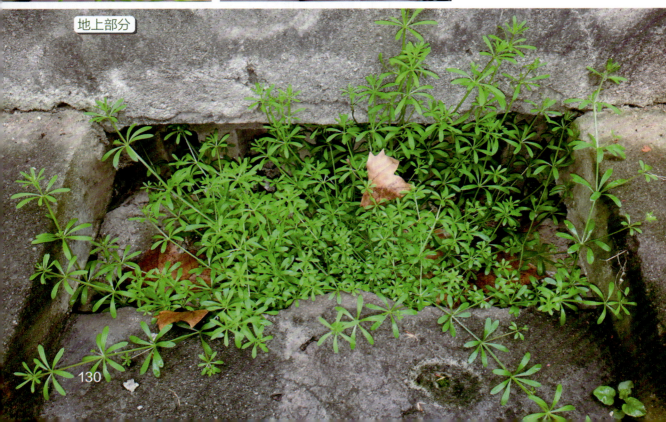
地上部分

白花蛇舌草
Scleromitrion diffusum（Willd.）R.J.Wang

【科属】茜草科蛇舌草属。

【野外识别特征】纤细披散草本。茎稍扁，从基部开始分枝。叶对生，无柄，线形；托叶基部合生，顶部芒尖。花单生或双生于叶腋；花冠白色，顶端四裂。蒴果膜质，扁球形。

【生存状态】野生，校园内少见。

【药用价值】全草（白花蛇舌草）：甘、淡，凉。归胃、大肠、小肠经。清热解毒，利尿消肿，活血止痛。用于肠痈（阑尾炎），疮疖肿毒，湿热黄疸，小便不利；外用治疮疖痈肿，毒蛇咬伤。

【相似植物辨别】

白花蛇舌草	水线草
花单生或双生于叶腋	花序腋生，伞房花序式排列，有花2~4朵

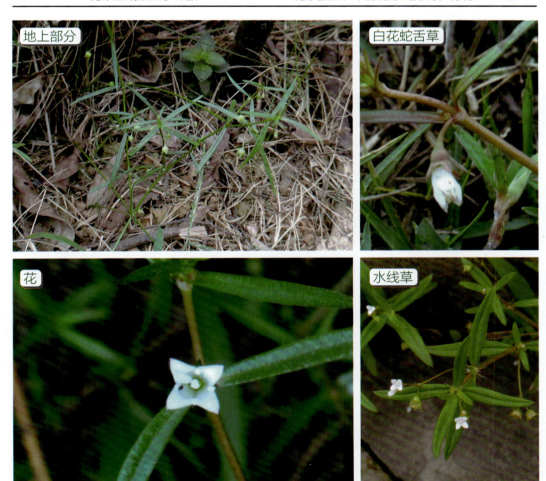

栀子
Gardenia jasminoides J.Ellis

【科属】茜草科栀子属。

【野外识别特征】常绿灌木。嫩枝常被短毛。单叶对生或3枚轮生，多革质。花大，芳香，常单生于枝端或叶腋，花冠高脚碟状，白色，后变乳黄色。果实黄色或橙红色，表面具翅状纵棱，顶端有宿存花萼。

【生存状态】栽培。

【药用价值】

1.成熟果实（栀子★）：苦，寒。归心、肺、三焦经。泻火除烦，清热利湿，凉血解毒；外用消肿止痛。用于热病心烦，湿热黄疸，淋证涩痛，血热吐衄，目赤肿痛，火毒疮疡；外治扭挫伤痛。

2.根（栀子根）：甘、苦，寒。归肝、胆、胃经。清热利湿，凉血止血。用于黄疸型肝炎，痢疾，胆囊炎，感冒高热，吐血，衄血，尿路感染，肾炎水肿，乳腺炎，风火牙痛，痈肿疮毒，跌打损伤。

3.花（栀子花）：苦，寒。归肺、肝经。清肺止咳，凉血止血。用于肺热咳嗽，鼻衄。

4.叶（栀子叶）：苦、涩，寒。归肺、肝、肾经。活血消肿，清热解毒。用于跌打损伤，疔毒，痔疮，下疳。

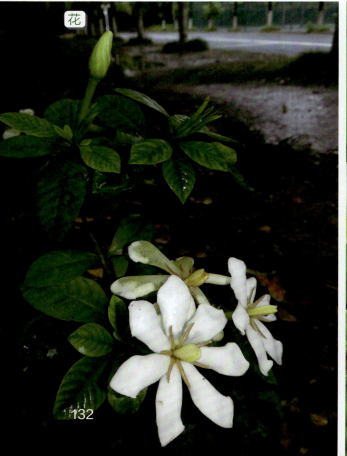
花

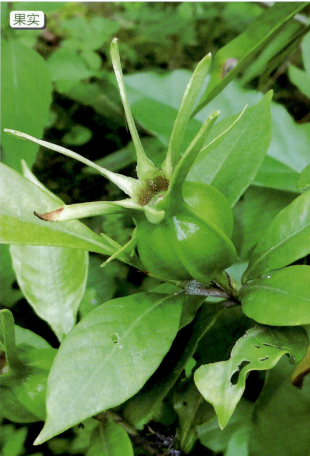
果实

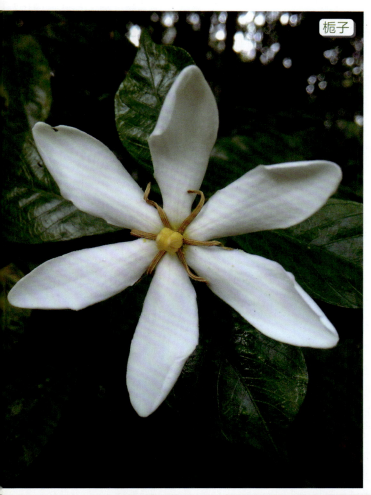

栀子

【其他价值】栀子既可制作盆景，也可栽植于庭院供观赏。从其果实中提取的栀子黄色素可作天然着色剂原料、天然食品色素、染料等。其花也可以提取制备芳香浸膏，用作花香型化妆品和香皂香精的调和剂。

【附方】

1. 尿淋，血淋：鲜栀子 60g，冰糖 30g，煎服。

2. 折伤肿痛：栀子、白面同捣，涂患处。

3. 火丹毒：栀子捣后和水调敷患处。

4. 赤白痢疾：栀子根和冰糖炖服。

5. 鼻血不止：栀子花数片，焙干为末，吹鼻。

【相似植物辨别】

栀子	白蟾（重瓣栀子花）
花单瓣	花重瓣
结果实	不结果实

白蟾

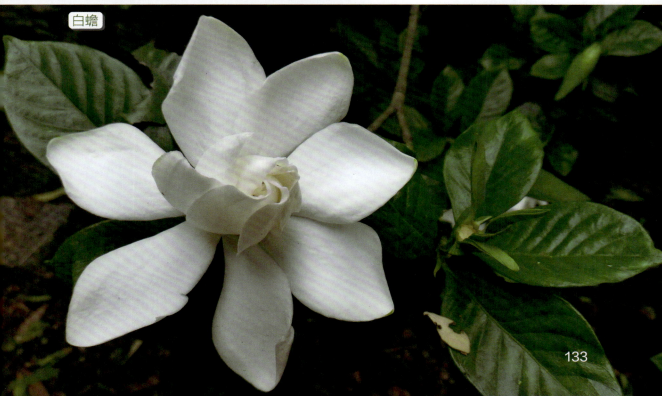

133

火棘
Pyracantha fortuneana（Maxim.）H.L.Li

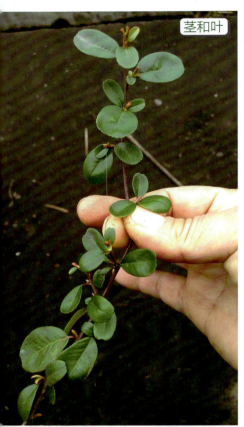

茎和叶

【科属】蔷薇科火棘属。

【野外识别特征】常绿灌木。侧枝短，先端成刺状。叶互生，在短枝上簇生。花集成复伞房花序，花白色。果实近球形，红色。

【生存状态】栽培。

【药用价值】叶（救军粮叶）：微苦，凉。归肝经。清热解毒，止血。用于疮疡肿痛，目赤，痢疾，便血，外伤出血。

【其他价值】火棘极具观赏价值，夏有繁花，秋有红果，果实存留枝头甚久，还具有良好的滤尘效果，对二氧化硫有很强的吸收和抵抗能力，可在庭院中作绿篱以及园林造景材料，植于路边可以美化、绿化环境。此外，火棘也是治理山区石漠化的良好植物。火棘果实含有丰富的有机酸、氨基酸、维生素和多种矿质元素，可鲜食，也可加工成各种饮料。其根皮、茎皮、果实含丰富的单宁，可用来提取鞣料。红果中含有抑制龋齿的活性物质，对人类龋齿防治有积极意义，又是制作牙膏的优质原料。火棘的果枝也是插花材料，特别是在秋冬两季与菊花、蜡梅等搭配用于传统的艺术插花。

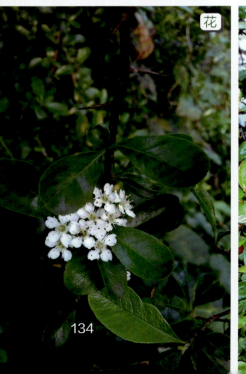

花

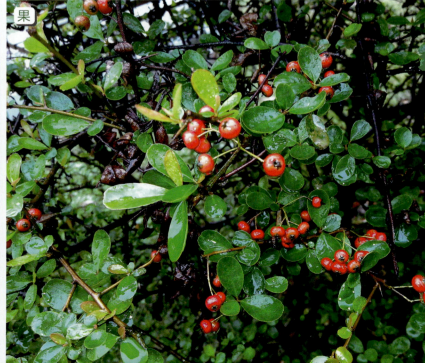

果

枇杷
Eriobotrya japonica（Thunb.）Lindl.

【科属】蔷薇科枇杷属。

【野外识别特征】常绿小乔木。小枝、叶下面、叶柄、总花梗和花梗、苞片、花萼、花均被锈色或灰棕色绒毛。单叶互生，革质，叶大。圆锥花序顶生，花白色。果实球形或长圆形，黄色或橘黄色，外有锈色柔毛，不久脱落。种子 1~5，球形或扁球形，褐色，光亮。

【生存状态】栽培。

【药用价值】

1. 叶（枇杷叶★）：苦，微寒。归肺、胃经。清肺止咳，降逆止呕。用于肺热咳嗽，气逆喘急，胃热呕逆，烦热口渴。

2. 果实（枇杷）：甘、酸，凉。归脾、肺、肝经。润肺下气，止渴。用于肺热咳喘，吐逆，烦渴。

3. 根（枇杷根）：苦，平。归肺经。清肺止咳，下乳，祛内湿。用于虚痨咳嗽，乳汁不通，风湿痹痛。

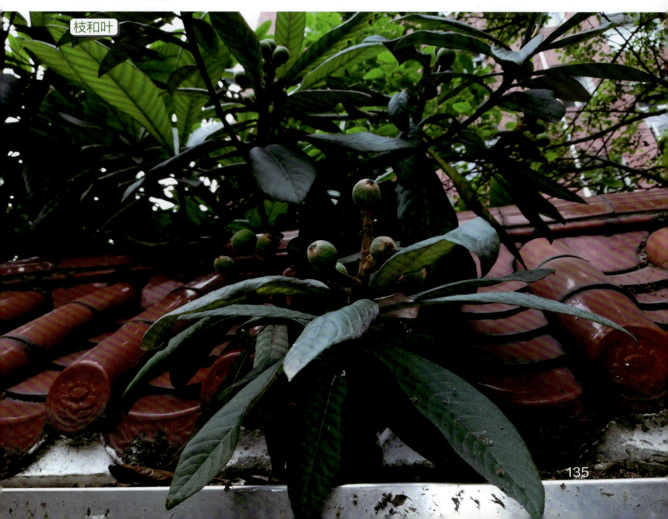

枝和叶

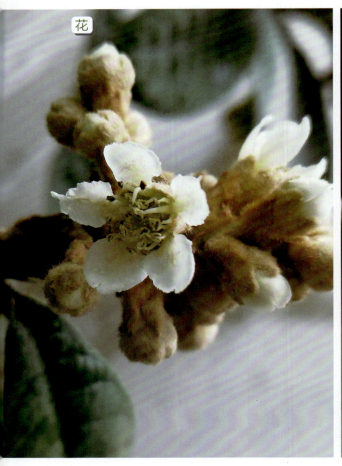

花

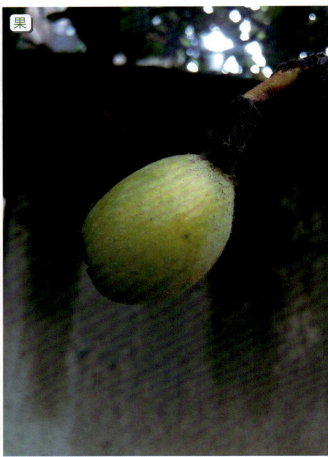

果

4.种子（枇杷核）：苦，平。归肾经。化痰止咳，疏肝行气，利水消肿。用于咳嗽痰多，疝气，水肿，瘰疬。

5.花（枇杷花）：淡，平。归肺经。疏风止咳，通鼻窍。用于感冒咳嗽，鼻塞流涕，虚劳久嗽，痰中带血。

6.树干的韧皮部（枇杷木白皮）：苦，平。归胃经。降逆和胃，止咳，止泻，解毒。用于呕吐，呃逆，久咳，久泻，痈疡肿痛。

7.叶的蒸馏液（枇杷叶露）：淡，平。归肺、胃经。清肺止咳，和胃下气。用于肺热咳嗽，痰多，呕逆，口渴。

【其他价值】枇杷果味甘酸，除鲜食外，还可制成罐头、蜜饯、果膏、果酒与饮料等；树姿优美，花、果色泽艳丽，是优良的绿化树种与蜜源植物；枇杷木材呈红棕色，可制作木梳、手杖、农具柄等。

【附方】

1.瘰疬：枇杷干种子研为末，调热酒敷患处。

2.衄血不止：枇杷叶，去毛，焙干研末，茶服3~6g，每日2次。

3.痘疮溃烂：枇杷叶煎汤洗患处。

4.声音嘶哑：鲜枇杷叶30g，淡竹叶15g，水煎服。

金樱子
Rosa laevigata Michx.

【科属】蔷薇科蔷薇属。

【野外识别特征】常绿攀缘灌木。小枝散生扁弯皮刺。羽状复叶，小叶 3～5，革质，小叶柄和叶轴有皮刺和腺毛。花单生于叶腋；花梗和萼筒密被腺毛，随果实成长变为针刺；花瓣白色。果实外面密被刺毛，萼片宿存。

【生存状态】野生。

【药用价值】成熟果实（金樱子★）：酸、甘、涩，平。归肾、膀胱、大肠经。固精缩尿，固崩止带，涩肠止泻。用于遗精滑精，遗尿尿频，崩漏带下，久泻久痢。

【其他价值】根皮含单宁可制栲胶。花大洁白，芳香美丽，可栽培供观赏。果实可熬糖及酿酒。

【附方】

1. 小儿遗尿：金樱子根 15～30g，鸡蛋 1 枚，同煮，去渣，连蛋带汤服。

2. 泄泻：金樱根 30g，水煎服。

3. 疖毒初起：金樱子根磨成糨糊状涂敷患处。

4. 溃疡久不愈合：鲜金樱叶适量捣烂，敷于患处，每日换 1～2 次。

5. 久痢脱肛：金樱子（去刺、仁）30g、鸡蛋 1 枚炖服。

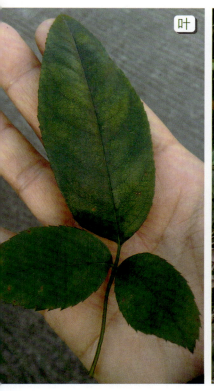
叶

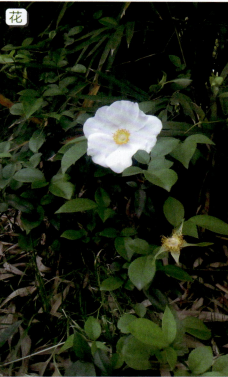
花

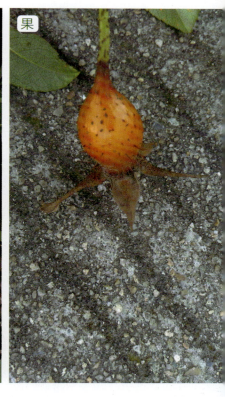
果

月季花
Rosa chinensis Jacq.

【科属】蔷薇科蔷薇属。

【野外识别特征】直立灌木。小枝有钩状皮刺。单数羽状复叶互生,总叶柄散生皮刺和腺毛;托叶大部分贴生于叶柄,仅顶端分离部分成耳状,边缘常有腺毛。花几朵集生,稀单生;花瓣重瓣至半重瓣,红色、粉红色至白色。果卵球形或梨形,萼片宿存。

【生存状态】栽培。

【药用价值】

1. 花(月季花★):甘,温。归肝经。活血调经,疏肝解郁。用于气滞血瘀,月经不调,痛经,闭经,胸胁胀痛。

2. 根(月季花根):甘,温。归肝经。活血调经,消肿散结,涩精止带。用于月经不调,痛经,闭经,血崩,跌打损伤,瘰疬,遗精,带下。

3. 叶(月季花叶):微苦,平。归肝经。活血消肿,解毒,止血。用于疮疡肿毒,瘰疬,跌打损伤,腰膝肿痛,外伤出血。

【其他价值】月季花是春季主要的观赏花卉,其花期长,观赏价值高。花可提取香料。此外,月季花能吸收硫化氢、氟化氢等有害气体,同时对二氧化硫、二氧化氮等有较强的抵抗能力,能净化空气,还能降低周围地区的噪声污染,缓解夏季城市的温室效应。

【附方】

1. 月经不调:鲜月季花每次 15～21g,开水泡服,连服数次。

2. 肺虚咳嗽,咯血:月季花合冰糖炖服。

3. 筋骨疼痛,腰膝肿痛,跌打损伤:月季花嫩叶捣烂敷患处。

4. 赤白带下:月季花根 9～15g,水煎服。

5. 跌打损伤:鲜花或叶外用,捣烂敷患处。

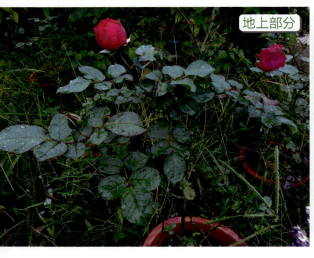
地上部分

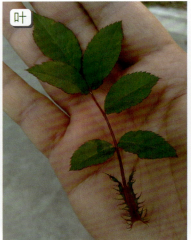
叶

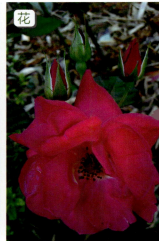
花

蛇莓
Duchesnea indica（Andrews）Focke

【科属】蔷薇科蛇莓属。

【野外识别特征】多年生草本。根茎短而粗壮，有多数长而纤细的葡匐枝。掌状复叶互生，均为三出复叶。花单生于叶腋，花瓣黄色，倒卵形，先端圆钝，花托在果期膨大，海绵质，鲜红色。瘦果卵形，鲜时有光泽。

【生存状态】野生。

【药用价值】

1.全草（蛇莓）：甘、苦，寒。归肺、肝、大肠经。清热解毒，散瘀消肿，凉血止血。用于热病，惊痫，咳嗽，吐血，咽喉肿痛，痢疾，痈肿，疔疮，蛇虫咬伤，汤火伤，感冒，黄疸，目赤，口疮，痄腮，疖肿，崩漏，月经不调，跌打肿痛。

2.根（蛇莓根）：苦、甘，寒。归肺、肝、胃经。清热泻火，解毒消肿。用于热病，小儿惊风，目赤红肿，痄腮，牙龈肿痛，咽喉肿痛，热毒疮疡。

【其他价值】蛇莓集叶、花、果观赏于一体，常作为观赏植物应用在园林绿化中。全草水浸液可防治农业害虫，杀蛆、孑孓等。蛇莓果有一定的食用价值，但不可多食。蛇莓可作有机肥料，还可以作为污泥处理剂。

【附方】

1.痢疾：鲜蛇莓全草 30g，水煎服。

2.跌打损伤：鲜蛇莓捣烂，甜酒少许，共炒热外敷。

3.蛇咬伤，毒虫咬伤：鲜蛇莓草，捣烂敷患处。

4.癌肿、疔疮：蛇莓 9～30g，水煎服。

5.瘰疬：鲜蛇莓草 30～60g，洗净，水煎服。

6.吐血、咯血：鲜蛇莓草 60～90g，捣烂绞汁 1 杯，加冰糖少许炖服。

7.咽喉肿痛：鲜蛇莓草炖汤内服及漱口。

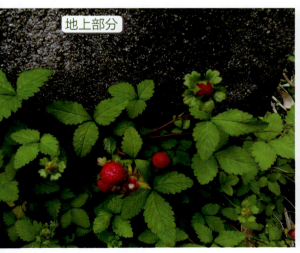

地上部分

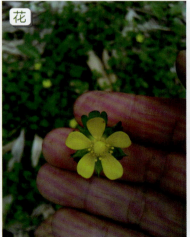

花

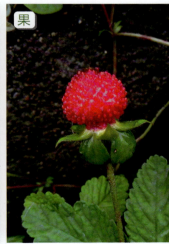

果

灰白毛莓
Rubus tephrodes Hance

【科属】蔷薇科悬钩子属。

【野外识别特征】攀缘灌木。小枝及老叶柄具针状刺和灰白色绒毛。单叶互生，叶下面密生灰白色绒毛。圆锥花序顶生，花瓣5，白色；雄蕊多数。聚合核果紫褐色。

【生存状态】野生。

【药用价值】果实（蓬蘽）：甘、酸，温。归肝、肾经。补肾益精，缩尿。用于多尿，阳痿，不育，须发早白，痈疽。

【其他价值】果实可食。

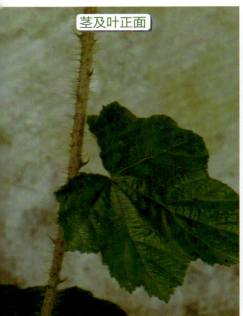
茎及叶正面

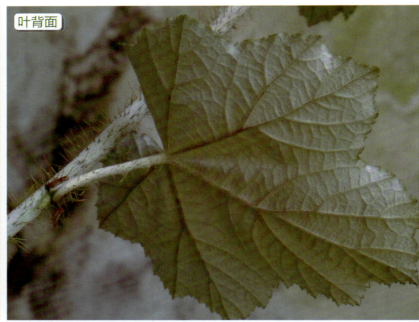
叶背面

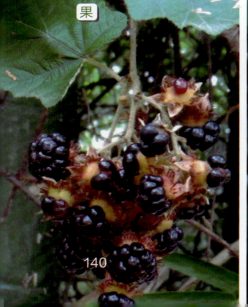
果

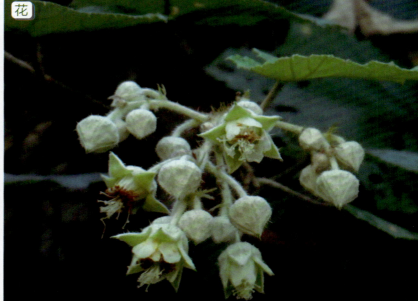
花

140

蓬蘽
Rubus hirsutus Thunb.

【科属】蔷薇科悬钩子属。

【野外识别特征】灌木。枝被柔毛和腺毛，疏生皮刺。羽状复叶互生，小叶3~5片，（幼苗以5小叶为多见），叶轴及柄均被腺毛及钩刺。花常单生，顶生或腋生，花梗、花萼被柔毛和腺毛，苞片被柔毛，萼片花后反折；花瓣5，白色。聚合核果近球形，红色果实。

【生存状态】野生。

【药用价值】根或叶（三月泡）：甘、微苦，平。叶：消炎，接骨，用于断指。根：祛风活络，清热镇惊，用于小儿惊风，风湿筋骨痛。

【其他价值】蓬蘽夏季叶绿，花洁白有香气，果实鲜红如宝石，是集果树栽培、园林观赏、生态应用于一身的优秀的林木资源。果实可鲜食，也可加工为果汁、果酱、果酒、果冻等。蓬蘽生命力顽强，是悬钩子属较宝贵的育种亲本材料。种子可榨油。

【附方】

1. 牙周炎：三月泡嫩梢、车前草各30g，捣烂取汁涂患处。

2. 风湿关节痛：三月泡根30~60g，水煎加酒或与猪脚炖服。

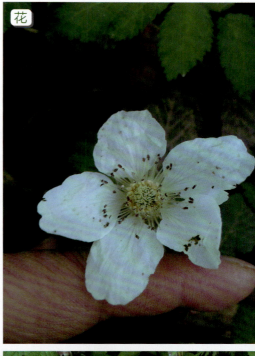
花

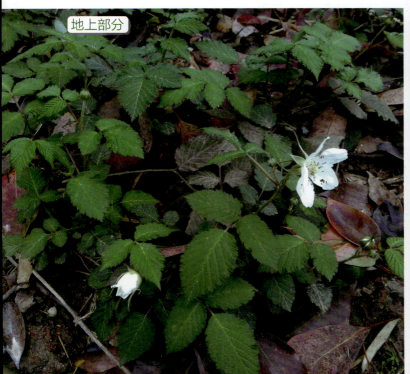
地上部分

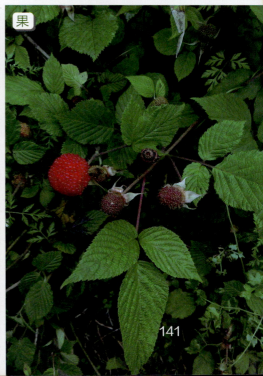
果

141

白英
Solanum lyratum Thunb.

【科属】茄科茄属。

【野外识别特征】草质藤本，茎、小枝、叶柄均密被长柔毛。单叶互生，多数为琴形，基部常3~5深裂，两面均被长柔毛。聚伞花序顶生或腋外生，花冠蓝紫色或白色。浆果球状，成熟时红黑色。

【生存状态】野生。

【药用价值】

1. 根（白毛藤根）：苦、辛，平。用于风火牙痛，头痛，瘰疬，痈肿，痔漏。

2. 果实（鬼目）：酸，平。归肝、胃经。明目，止痛。用于眼花目赤，迎风流泪，翳障，牙痛。

3. 全草（白毛藤）：甘、苦，寒。清热，利湿，祛风，解毒。用于疟疾，黄疸，水肿，淋病，风湿关节痛，丹毒，疔疮，小儿惊风。

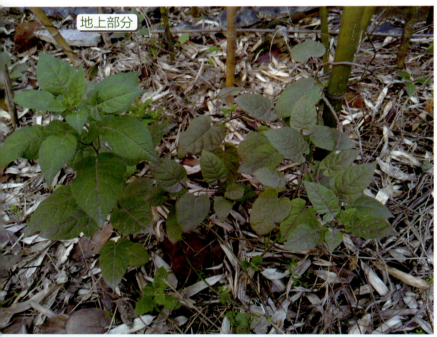
地上部分

【其他价值】时珍曰："此俗名排风子是也。正月生苗，白色，可食。"江东夏月取其茎叶，煮粥食，极解热毒。

【附方】

1. 牙虫：鬼目研成细粉，放在烧红的瓦片上，再滴酒少许，趁热以酒漏斗罩着熏牙患处。

2. 乳痛：白毛藤根30g，酒、水各半煎服，取渣加酒糟调敷患处。

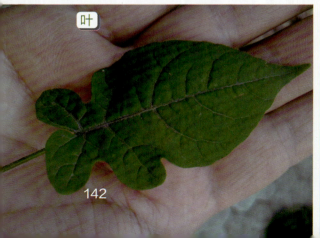
叶

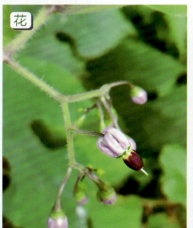
花

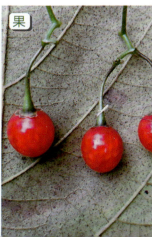
果

142

龙葵
Solanum nigrum L.

【科属】茄科茄属。

【野外识别特征】一年生草本。单叶互生，叶下延至叶柄。蝎尾状花序腋外生，由多花组成，花冠白色。浆果球形，熟时黑色。

【生存状态】野生。

【药用价值】

1. 全草（龙葵）：苦，寒。清热，解毒，活血，消肿。用于疔疮，痈肿，丹毒，跌打扭伤，慢性支气管炎，急性肾炎。

2. 种子（龙葵子）：苦，寒。清热解毒，化痰止咳。用于咽喉肿痛，疔疮，咳嗽痰喘。

【其他价值】龙葵的浆果和叶子均可食用，但叶子含有大量生物碱，煮熟后可消除毒性。果实可制褐色、灰绿色及蓝色染料。茎、叶水浸液对棉蚜、红蜘蛛有防治效果。龙葵具有一定的观赏性，可作为盆栽或观赏植物栽培。

【附方】

1. 痈肿：捣龙葵敷患处。

2. 天疱湿疮：龙葵苗叶捣敷患处。

3. 痢疾：龙葵叶 24～30g（鲜者用加倍量），白糖 24g，水煎服。

4. 急性扁桃体炎：龙葵子 9g，煎汤含漱，吐出。

5. 皮肤瘙痒：取龙葵全草（除根）鲜品 60g（干品 30g），加水 800mL，煎 15～20 分钟。每日 1 剂，上、下午分 2 次服。按皮肤病的病程长短，服药 7～25 天不等。

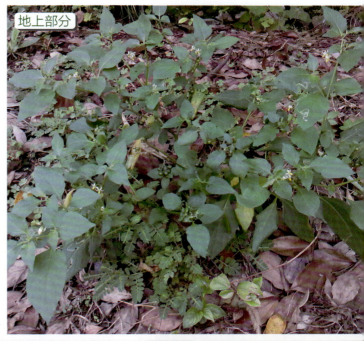

地上部分

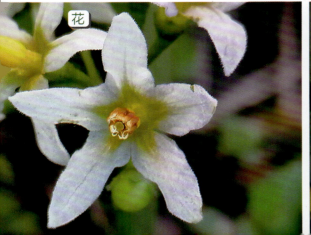

花

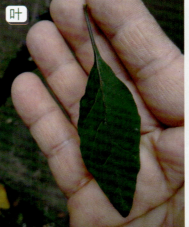

叶

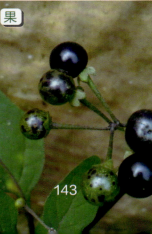

果

143

忍冬
Lonicera japonica Thunb.

【科属】忍冬科忍冬属。

【野外识别特征】半常绿木质藤本。幼枝红褐色，密被黄褐色毛。单叶对生，两面和边缘均被短柔毛，叶柄密被短绒毛。花成对腋生，花梗密被短柔毛，苞片2枚，叶状，合瓣花冠二唇形，花初开时为白色，2～3日后变金黄色。浆果球形，熟时黑色。

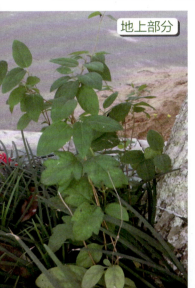

地上部分

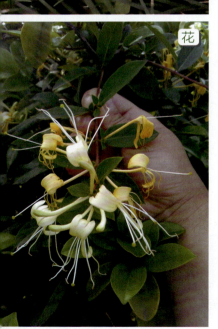

花

【生存状态】野生。

【药用价值】

1. 花蕾或带初开的花（金银花★）：甘，寒。归肺、心、胃经。清热解毒，疏散风热。用于痈肿疔疮，喉痹，丹毒，热毒血痢，风热感冒，温病发热。

2. 茎枝（忍冬藤★）：甘，寒。归肺、胃经。清热解毒，疏风通络。用于温病发热，热毒血痢，痈肿疮疡，风湿热痹，关节红肿热痛。

3. 果实（金银花子）：苦、涩、微甘，凉。清肠化湿。用于肠风泄泻，赤痢。

4. 单味制剂（金银花露★）：甘，寒。归心、脾、胃经。清热，清暑，解毒。用于暑热烦渴，恶心呕吐，热毒疮疖，痱子。

【其他价值】忍冬形态奇特，花型独特，具有很高的园林观赏价值；也可做凉茶，当饮料饮用。忍冬是多年生半常绿缠绕灌木，适应性强，不择土质，耐旱性强，而且扎根很深，可以防止水土流失。

【附方】

1. 一切内外痈肿：金银花120g，甘草90g，水煎顿服，能饮者用酒煎服。

2. 荨麻疹：采取新鲜金银花水煎服，每次30g，每天3次。

3. 四时外感、发热口渴，或兼肢体酸痛者：忍冬藤（带叶或花）干者30g（鲜者90g），水煎代茶频服。

4. 热毒血痢：忍冬藤，水浓煎。

5. 疮久成漏：忍冬草浸酒常服。

6. 毒草中毒：鲜金银花嫩茎叶适量，用冷开水洗净，嚼细服下。

7. 传染性肝炎：取忍冬藤60g，加水1000mL，煎至400mL，早晚分服，15天为1个疗程，每疗程间隔1～3天。

蕺菜
Houttuynia cordata Thunb.

【科属】三白草科蕺菜属。

【野外识别特征】多年生草本，具鱼腥气。具根状茎和直立的地上茎。单叶互生，托叶膜质，下部与叶柄合生而成鞘。穗状花序，基部有 4 枚白色苞片。蒴果，顶端有宿存的花柱。

【生存状态】野生。

【药用价值】新鲜全草或干燥地上部分（鱼腥草★）：辛，微寒。归肺经。清热解毒，消痈排脓，利尿通淋。用于肺痈吐脓，痰热喘咳，热痢，热淋，痈肿疮毒。

【其他价值】其嫩根茎及嫩叶常被我国西南地区人民作为蔬菜或调味料使用，可凉拌、炖肉、煮粥等。此外，采收整个植株或地下茎部分，可用于泡制蕺菜茶，蕺菜茶不但没有腥气，而且微有芳香，其香味类似肉桂。在江西民间，新鲜的蕺菜捣汁兑水服用，可解暑。蕺菜水浸液可防治棉蚜和杀蚜虫、红蜘蛛等。

【附方】

1. 热淋、白浊、带下：鱼腥草 24～30g，水煎服。

2. 慢性鼻窦炎：鱼腥草捣烂，绞取自然汁，每日滴鼻数次。另用鱼腥草 21g，水煎服。

3. 肺脓疡：用鱼腥草（干）每天 30～60g，先用冷水浸泡一段时间，煎一沸即服用（不宜久煎）。

4. 妇女外阴瘙痒，肛痈：鱼腥草适量，煎汤熏洗。

5. 肺炎：取鱼腥草 30g，桔梗 15g，煎至 200mL。每次 30mL，日服 3～4 次，痰黏稠量多时，并用 5% 鱼腥草煎剂喷雾吸入。

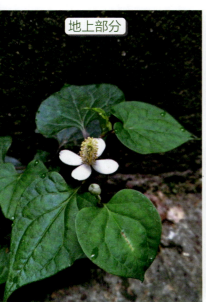
地上部分

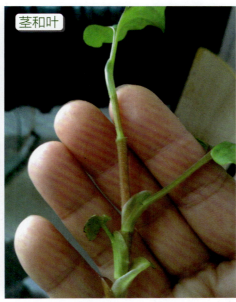
茎和叶

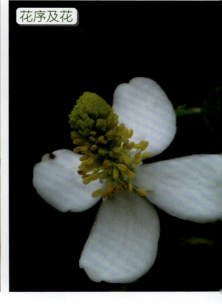
花序及花

积雪草
Centella asiatica（L.）Urb.

【科属】伞形科积雪草属。

【野外识别特征】多年生草本。匍匐茎，节上生根。单叶互生，圆形、肾形或马蹄形，边缘有钝锯齿，基部阔心形。伞形花序有花 3～4 朵，聚生于叶腋，花瓣卵形，紫红色或乳白色。果实两侧扁压。

【生存状态】野生。

【药用价值】全草（积雪草★）：苦、辛，寒。归肝、脾、肾经。清热利湿，解毒消肿。用于湿热黄疸，中暑腹泻，石淋血淋，痈肿疮毒，跌扑损伤。

【其他价值】积雪草是优良的草坪植物和极好的地被植物。积雪草的嫩茎叶可食用，可炒食或煮汤，也可制作凉茶饮用。

【附方】

1. 湿热黄疸：积雪草 30g、冰糖 30g，水煎服。

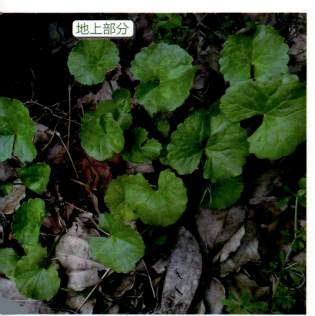

地上部分

2. 中暑腹泻：积雪草鲜叶搓成小团，嚼细，开水吞服一二团。

3. 小便不通：鲜积雪草 30g，捣烂贴肚脐，小便通即除去敷药。

4. 麻疹：积雪草 30～60g，水煎服。

5. 疔疮：鲜积雪草，洗净，捣烂敷患处（方法一）；鲜积雪草 30～60g，水煎服（方法二）。

6. 缠腰火丹：鲜积雪草，洗净，捣烂绞汁，同适量的生糯米粉调成稀糊状，搽患处。

7. 木薯中毒：取积雪草，捣烂，温开水冲服。

8. 咯血、吐血、鼻出血：鲜积雪草 60～90g，水煎或捣汁服。

9. 跌打肿痛：鲜积雪草捣烂绞汁 30g，调酒，炖温服，渣敷患处。

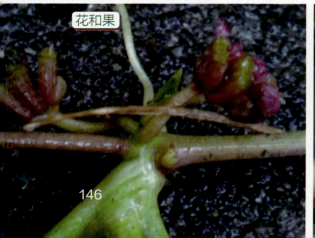

花和果

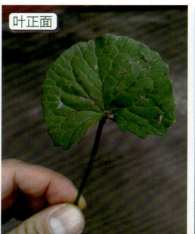

叶正面

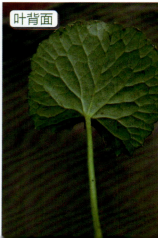

叶背面

窃衣

Torilis scabra（Thunb.）DC.

【科属】伞形科窃衣属。

【野外识别特征】一年或多年生草本；全体有贴生短硬毛。直立茎。单叶互生，一至二回羽状分裂。复伞形花序顶生和腋生。双悬果，表面有内弯或呈钩状的皮刺。

【生存状态】野生。

【药用价值】果实或全草（窃衣）：苦、辛，平。归脾、大肠经。杀虫止泻，收湿止痒。用于虫积腹痛，泻痢，疮疡溃烂，阴痒带下，风湿疹。

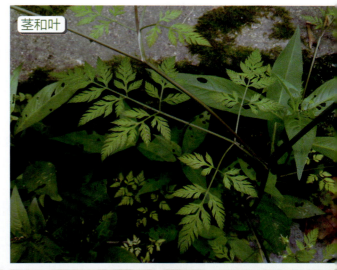
茎和叶

【附方】

1. 蛔虫病：窃衣果 6~9g，水煎服。

2. 腹痛：鲜窃衣 30g，水煎，去渣，调冬蜜 30g 服。

3. 慢性腹泻：窃衣果实 6~9g，水煎服。

4. 痈疮溃烂久不收口，阴道滴虫：窃衣果实适量，水煎冲洗或坐浴。

5. 皮肤瘙痒：窃衣鲜叶，捣烂绞汁涂患处。

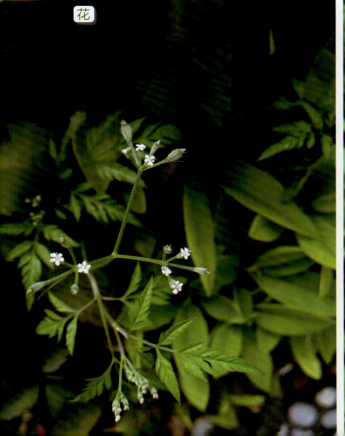
花

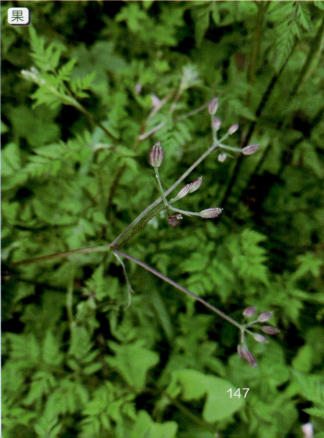
果

147

天胡荽
Hydrocotyle sibthorpioides Lam.

【科属】五加科天胡荽属。

【野外识别特征】多年生草本，匍匐茎，节上生根。单叶互生，叶圆形或肾圆形，基部心形，不分裂或5~7裂，背面脉上疏被粗伏毛。伞形花序与叶对生，单生于节上，花瓣绿白色。果实略呈心形，两侧扁压，幼时表面草黄色，成熟时有紫色斑点。

【生存状态】野生。

【药用价值】全草（天胡荽）：苦、辛，寒。清热，利尿，消肿，解毒。用于黄疸，赤白痢疾，淋病，小便不利，目翳，喉肿，痈疽疔疮，跌打瘀肿。

【其他价值】天胡荽嫩茎、嫩叶、幼苗或根、花均可作为野菜食用，其硒、铜等营养成分含量高于普通蔬菜，具有较高的食用价值。天胡荽浸提液对油菜田杂草马齿苋、早熟禾的种子萌发具有显著的抑制作用，可利用其化感作用，对田间耐旱型杂草进行生态防控。此外，天胡荽对重金属镉有较好的吸收作用，具有应用于镉污染区进行生态修复的应用潜力。天胡荽形态美、易于繁殖与管理，是一种优良的园艺植物。因其

地上部分

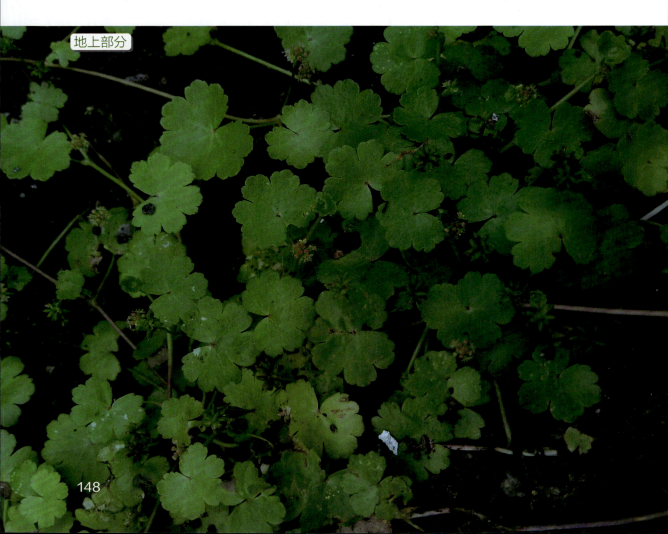

叶绿、形似铜钱，还可作盆栽用于观赏。

【附方】

1. 急性黄疸型肝炎：鲜天胡荽 30～60g，白糖 30g，酒水各半煎服，每日 1 剂。

2. 肾结石：天胡荽 30～60g，水煎服。

3. 荨麻疹：天胡荽 30～60g，捣汁用开水冲服。

4. 跌打瘀肿：天胡荽捣烂，酒炒热，敷患处。

5. 缠腰蛇（带状疱疹）：鲜天胡荽一握，捣烂绞汁 1 杯，加雄黄末 3g，涂患处，每日 2 次。

6. 喉炎：天胡荽 30～60g，煎水或捣汁加食盐少许含漱。

7. 齿缝出血：鲜天胡荽一握，用冷开水洗净，捣烂浸醋，含在口中，5 分钟吐出，每日含 3～4 次。

8. 耳烂：天胡荽鲜草揉汁涂患处。

9. 百日咳：天胡荽 15g，捣烂和蜜糖开水冲服。

【相似植物辨别】

天胡荽	破铜钱
叶不分裂或 5～7 裂	叶 3～5 深裂几达基部，侧面裂片间有一侧或两侧仅裂达基部 1/3 处

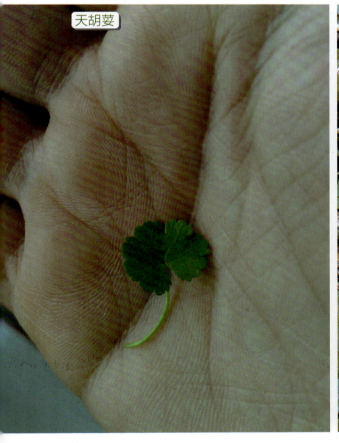

天胡荽

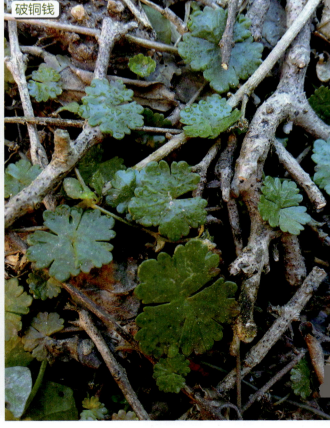

破铜钱

构

Broussonetia papyrifera（L.）L'Hér.ex Vent.

【科属】桑科构属。

【野外识别特征】乔木，具乳汁，小枝密生柔毛。单叶互生，叶不分裂或3~5裂，表面粗糙，疏生糙毛，背面密被绒毛，具托叶。雌雄异株；雄花序为柔荑花序；雌花序球形头状。聚花果成熟时橙红色，肉质。

【生存状态】栽培。

【药用价值】

1. 果实（楮实子★）：甘，寒。归肝、肾经。补肾清肝，明目，利尿。用于肝肾不足，腰膝酸软，虚劳骨蒸，头晕目昏，目生翳膜，水肿胀满。

2. 叶（楮叶）：甘，凉。清热，凉血，利湿，杀虫。用于鼻衄，肠炎，痢疾。

3. 皮：甘，平。利尿消肿，祛风湿。用于水肿，筋骨酸痛；外用治神经性皮炎及癣疾。

4. 茎皮部的乳汁（楮皮间白汁）：甘，平。利水，杀虫解毒。用于水肿，疥癣，蛇、虫、蜂、蝎、狗咬伤。

5. 除去外皮内皮（楮树白皮）：甘，平。利水，止血。用于小便不利，水肿胀痛，便血，崩漏。

6. 嫩根或根皮（楮树根）：甘，微寒。凉血散瘀，清热利湿。用于咳嗽吐血，崩漏，

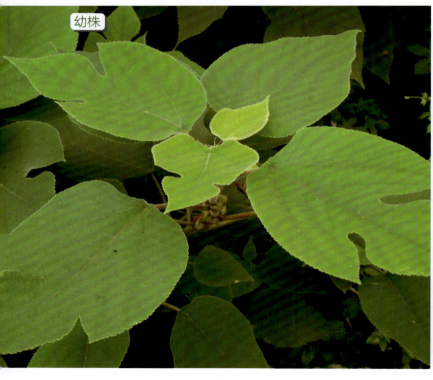

幼株

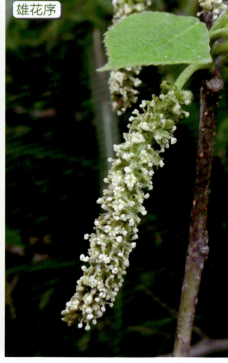

雄花序

水肿，跌打损伤。

【其他价值】 构树能抗二氧化硫、氟化氢和氯气等有毒气体，为有毒气体抗性强的树种，也可吸附尘霾，广泛种植成林可有效减少酸雨形成和相关的危害，因此可用作荒滩、偏僻地带及污染严重的工厂的绿化树种。其也可用作行道树、庭荫树及防护林。构树韧皮纤维可作造纸原料；果实酸甜，可食用；嫩叶可喂猪。

【附方】

1. 吐血，衄血，积日不止：楮叶捣绞取汁，不计时候，服一小盏。

2. 癣湿痒不可忍：楮叶 250g，细切捣至极烂，敷于癣上。

3. 外伤出血：鲜楮叶捣烂敷患处。

4. 小儿癣久不瘥：楮树间白汁涂患处。

【相似植物辨别】

构	楮
托叶大，卵形	托叶小，线状披针形

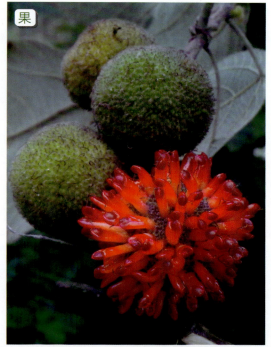
果

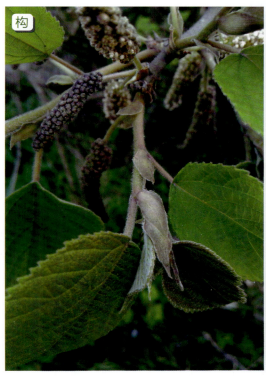
构

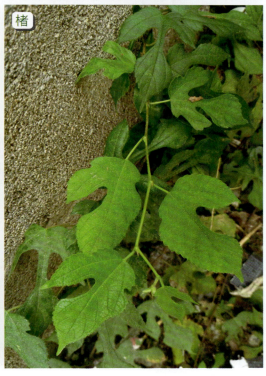
楮

薜荔
Ficus pumila L.

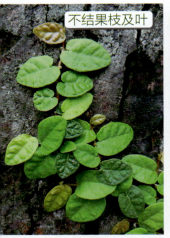
不结果枝及叶

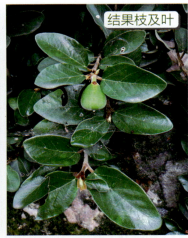
结果枝及叶

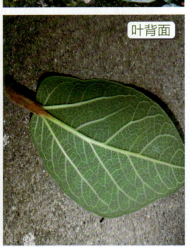
叶正面 / 叶背面

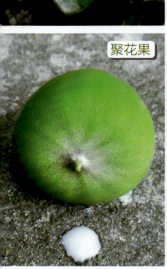
聚花果

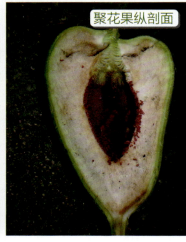
聚花果纵剖面

【科属】桑科榕属。

【野外识别特征】攀缘或匍匐灌木。叶两型，不结果枝节上生不定根，叶薄革质，基部稍不对称；结果枝上无不定根，革质，上面无毛，背面被黄褐色柔毛，背面呈蜂窝状。隐头花序，花序托单生于叶腋，梨形或倒卵形。瘦果近球形，有黏液。

【生存状态】野生。

【药用价值】

1. 茎、叶（薜荔）：酸，平。祛风除湿，活血通络，解毒消肿。用于风湿痹痛，坐骨神经痛，泻痢，尿淋，水肿，疟疾，闭经，产后瘀血腹痛，咽喉肿痛，睾丸炎，漆疮，痈肿疮毒，跌打损伤。

2. 根（薜荔根）：苦，寒。祛风除湿，舒筋通络。用于风湿痹痛，坐骨神经痛，腰肌劳损，水肿，疟疾，闭经，产后瘀血腹痛，慢性肾炎，慢性肠炎，跌打损伤。

【其他价值】薜荔茎皮纤维可造纸和制人造棉；藤蔓柔韧性好，还可用于编织。乳汁内含有橡胶，可提取橡胶，供工业用。瘦果可水洗加工成凉粉食用，是中国南方民间传统的消暑佳品。

【附方】

1. 风湿痛、手脚关节不利：薜荔藤9～15g，煎服。

2. 腰痛、关节痛：薜荔藤60g，酒水各半同煎，红糖调服，每日1剂。

3. 疮疖痈肿：薜荔30g，煎服，另用鲜叶捣烂敷患处。

无花果
Ficus carica L.

【科属】桑科榕属。

【野外识别特征】落叶灌木。单叶互生，常 3~5 裂，表面粗糙，背面密生细小钟乳体及灰色短柔毛，叶柄粗壮；托叶红色。雌雄异株，雄花和瘿花同生于一榕果内壁。榕果梨形，顶部下陷，成熟时紫红色或黄色。

【生存状态】栽培。

【药用价值】

1. 果实（无花果）：甘，凉。归肺、胃、大肠经。清热生津，健脾开胃，解毒消肿。用于咽喉肿痛，燥咳声嘶，乳汁稀少，肠热便秘，食欲不振，消化不良，泄泻，痢疾，痈肿，癣疾。

2. 根（无花果根）：甘，平。清热解毒，散瘀消肿。用于肺热咳嗽，咽喉肿痛，痔疮，痈疽，瘰疬，筋骨疼痛。

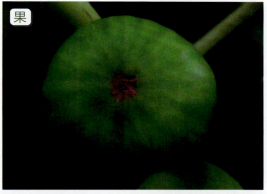

果

3. 叶（无花果叶）：甘、微辛，平；小毒。清湿热，解疮毒，消肿止痛。用于湿热泄泻，带下，痔疮，痈肿疼痛，瘰疬。

【其他价值】无花果榕果味甜可鲜食，还可以加工制作果酱、果脯、罐头、果汁、果粉、蜜饯、糖浆及系列饮料等。

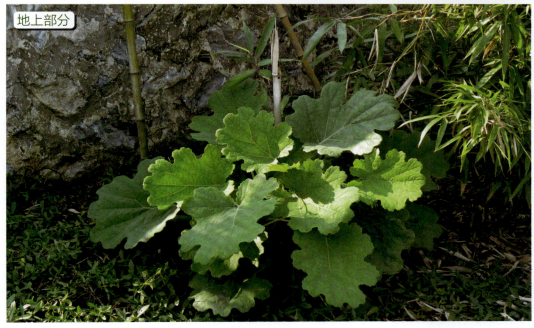

地上部分

桑
Morus alba L.

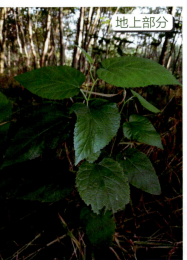

地上部分

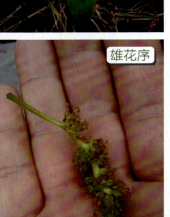

雄花序

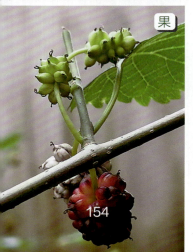

果

154

【科属】桑科桑属。

【野外识别特征】落叶乔木或灌木。植物体含乳液。单叶互生，表面粗糙，边缘锯齿粗钝。花单性，雌雄异株，花黄绿色，与叶同时开放；雄花呈柔荑花序，雌花呈穗状花序。聚花果肉质，成熟时红色或暗紫色。

【生存状态】栽培。

【药用价值】

1. 叶（桑叶★）：甘、苦，寒。归肺、肝经。疏散风热，清肺润燥，清肝明目。用于风热感冒，肺热燥咳，头晕头痛，目赤昏花。

2. 根皮（桑白皮★）：甘，寒。归肺经。泻肺平喘，利水消肿。用于肺热喘咳，水肿胀满尿少，面目肌肤浮肿。

3. 嫩枝（桑枝★）：微苦，平。归肝经。祛风湿，利关节。用于风湿痹病，肩臂、关节酸痛麻木。

4. 果穗（桑椹★）：甘、酸，寒。归心、肝、肾经。滋阴补血，生津润燥。用于肝肾阴虚，眩晕耳鸣，心悸失眠，须发早白，津伤口渴，内热消渴，肠燥便秘。

5. 鲜叶的乳汁（桑叶汁）：苦，微寒。归肝经。清肝明目，消肿解毒。用于目赤肿痛，痈疖，瘿瘤，蜈蚣咬伤。

6. 根（桑根）：微苦，寒。归肝经。清热定惊，祛风通络。用于惊痫，目赤，牙痛，筋骨疼痛。

【其他价值】桑树树冠宽阔，树叶茂密，秋季叶色变黄，颇为美观，且能抗烟尘及有毒气体，适于城市、工矿区及农村绿化，具观赏价值。树皮纤维可作纺织原料、造纸原料。木材可作为雕刻及建筑的用材。叶为养蚕的主要饲料，桑木可培养木耳、银耳及香菇。叶可杀虫，可作土农药用。嫩芽可食，热水焯过，煮食、蒸食均可。果实可食，可酿酒、制果酱。种子晒干可榨油，供制油漆及肥皂用。

【附方】

1. 霍乱已吐利后，烦渴不止：桑叶一握，切丝，以水一大盏，煎至一半，去滓，不计时候温服。

2. 痈口不敛：经霜黄桑叶，研末敷患处。

3. 咽喉红肿，牙痛：桑叶9～15g，煎服。

4. 风湿痛，跌打陨伤，高血压：桑树根15～30g，大剂可至60g，水煎服。

5. 中蜀椒毒：煮桑根汁解毒。

6. 产后下血不止：炙桑白皮，煮水服。

7. 中蜈蚣毒：桑根皮捣烂敷或煎洗患处。

8. 口及舌上生疮：砍桑树取白汁涂患处。

香附子
Cyperus rotundus L.

【科属】莎草科莎草属。

【野外识别特征】多年生草本。根状茎细长匍匐，基部呈块茎状，秆锐三棱形。叶丛生于茎基部，叶鞘闭合包于茎上，常裂成纤维状。叶状苞片数枚；长侧枝聚伞花序，具数个辐射枝；穗状花序轮廓为陀螺形，稍疏松，具 3~10 个小穗。

【生存状态】野生。

【药用价值】根茎（香附★）：辛、微苦、微甘，平。归肝、脾、三焦经。行气解郁，调经止痛。用于肝郁气滞，胸胁胀痛，消化不良，脘腹痞闷，寒疝腹痛，乳房胀痛，月经不调，经闭，痛经。

【其他价值】根茎芳香，可提取芳香油，又能蒸制香附子酒。

【附方】

1. 水肿、小便短少：鲜香附子捣烂，贴涌泉、关元穴。

2. 痈疽肿毒：鲜香附子洗净，捣烂敷患处。

3. 耳卒聋闭：香附子（瓦炒）研末，萝卜子煎汤，早晚各服 6g，忌铁器。

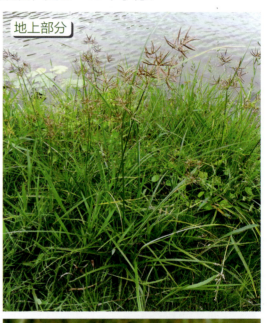
地上部分

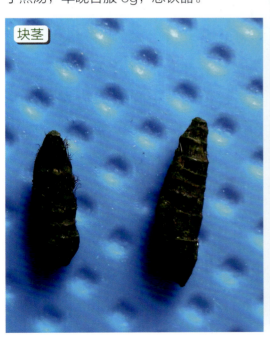
块茎

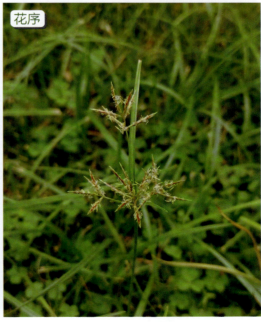
花序

山茶
Camellia japonica L.

【科属】山茶科山茶属。

【野外识别特征】常绿灌木或小乔木植物。单叶互生，革质。花单生于叶腋，或顶生，花瓣6~7片或重瓣（栽培）。蒴果球形，3爿裂开，果爿厚木质（重瓣者果少见）。

【生存状态】栽培。

【药用价值】

1. 花（山茶花）：甘、苦、辛、涩，凉。归肝、肺经。凉血止血，散瘀消肿。用于吐血，衄血，咯血，便血，痔血，赤白痢，血淋，血崩，带下，烫伤，跌扑损伤。

2. 叶（山茶叶）：苦、涩，寒。归心经。清热解毒，止血。用于痈疽肿毒，汤火伤，出血。

3. 种子（山茶子）：甘，平。去油垢。用于发多油腻。

4. 根（山茶根）：苦、辛，平。归胃、肝经。散瘀消肿，消食。用于跌打损伤，食积腹胀。

【其他价值】山茶植株形姿优美，叶片浓绿有光泽，花形艳丽缤纷，四季常春，是中国南方重要的植物造景材料之一，亦可用作插花、切花材料，还可大规模种植成专类园，观赏价值极高。山茶花瓣洗干净后，可按花色配制各色沙拉点心，或用山茶花瓣

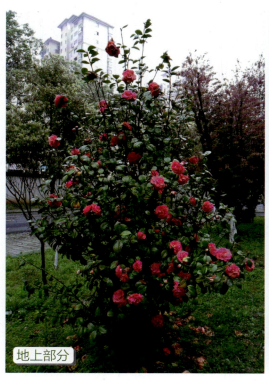

地上部分

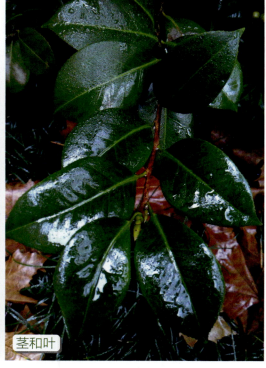

茎和叶

与鲜嫩鸡肉或瘦肉片，烹调成美味佳肴。山茶是主要的蜜源植物，具有花期长、蜜质香甜的特点。其种子榨油，可供工业用。山茶嫩叶炸熟，水淘洗后可以食用，也可以蒸熟后晒干制成饮料。

【附方】

1. 烫伤、灼伤：山茶花焙干研末，麻油调匀，搽患处。

2. 大便出血：山茶花焙干研末，每周5g，亦可用鲜山茶叶，开水冲泡，当茶饮。

3. 血崩：山茶花12g，水煎服，病情较重者用量可适当增加。

4. 跌打损伤：山茶花根15～20g，水煎，调黄酒服用，并以适量鲜山茶花捣烂如泥，敷于患处。

5. 痈疽：鲜叶适量，洗净捣烂外敷患处。

【相似植物辨别】

山茶	油茶
花红色，多重瓣	花白色，多单瓣

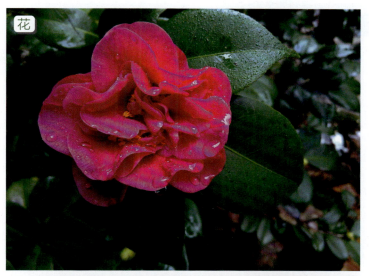

花

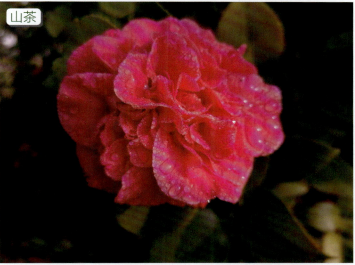

山茶

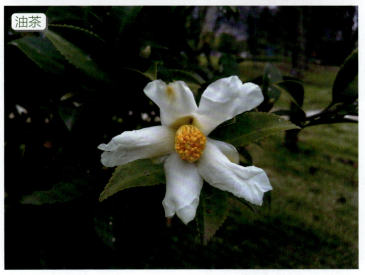

油茶

商陆科

垂序商陆
Phytolacca americana L.

【科属】商陆科商陆属。

【野外识别特征】多年生草本。根粗壮，肥大。茎有时带紫红色。单叶互生。总状花序顶生或侧生，花白色，微带红晕。果序下垂，浆果扁球形，熟时紫黑色。

【生存状态】野生。

【药用价值】

1. 根（商陆★）：苦，寒；有毒。归肺、脾、肾、大肠经。逐水消肿，通利二便；外用解毒散结。用于水肿胀满，二便不通；外治痈肿疮毒。

2. 花（商陆花）：微苦、甘，平。归心、肾经。化痰开窍。用于痰湿上蒙，健忘，嗜睡，耳目不聪。

【其他价值】垂序商陆对环境中的重金属有一定富集能力。

【附方】

1. 一切肿毒：商陆根和盐少许，捣烂敷患处，每日更换一次。

2. 疮伤水毒：商陆根捣炙，布裹熨患处，冷即更换。

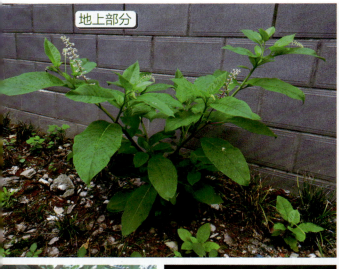
地上部分

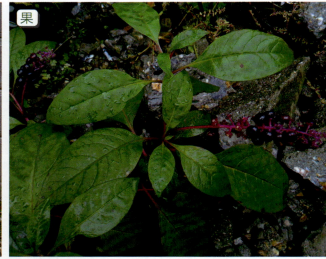
果

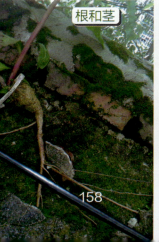
根和茎

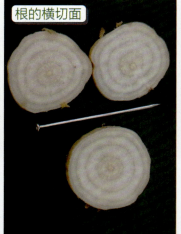
根的横切面

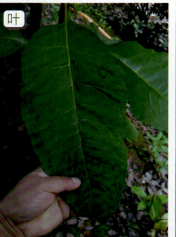
叶

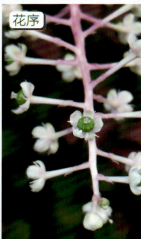
花序

158

北美独行菜
Lepidium virginicum L.

【科属】十字花科独行菜属。

【野外识别特征】直根系。直立茎，单一，分枝，被柱状腺毛。基生叶羽状分裂，茎生叶，单叶互生，上面疏生短毛。总状花序顶生，萼4，线状披针形，花瓣4，白色。短角果近圆形，扁平，顶端微缺。种子卵形，红棕色，边缘有窄翅。

【生存状态】野生。

【药用价值】种子（葶苈子）：辛、苦，寒。归肺、心、肝、胃、膀胱经。泻肺降气，祛痰平喘，利水消肿。用于痰涎壅肺之喘咳痰多，肺痈，水肿，胸腹积水，小便不利，慢性肺源性心脏病，心力衰竭之喘肿，瘰疬结核。

【其他价值】其嫩茎叶，经洗净、沸水焯后，可炒食、凉拌或切碎做馅。种子含油，可供食用。全草可作饲料。

【附方】

1. 肺痈、喘不得卧：葶苈子炒至黄色，捣碎，搓成弹珠大小的丸子，大枣12枚，加水3L，煮至2L，将葶苈子放入枣汤中，煮至1L，顿服。

2. 小儿白秃：葶苈子捣末，用葶苈子粉末制成的药汤清洗患处，清洗干净后，将药粉敷患处。

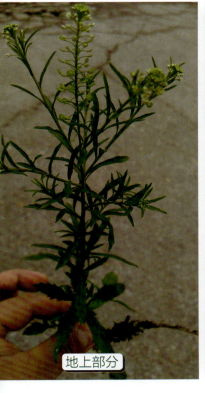
地上部分

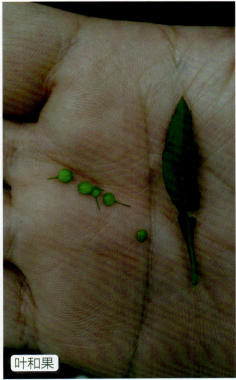
叶和果

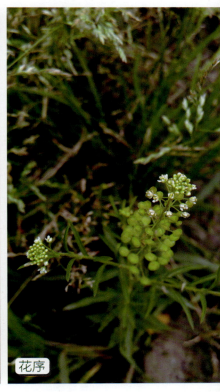
花序

蔊菜
Rorippa indica（L.）Hiern

【科属】十字花科蔊菜属。

【野外识别特征】一年或二年生直立草本。叶形多变化，常大头羽状分裂，边缘具不整齐牙齿。总状花序顶生或侧生，花小，黄色，十字形花冠。长角果线状圆柱形。种子卵圆形而扁，一端微凹，具细网纹。

【生存状态】野生。

【药用价值】全草（蔊菜）：辛、苦，微温。归肺、肝经，祛痰止咳，解表散寒，活血解毒，利湿退黄。用于咳嗽痰喘，感冒发热，麻疹透发不畅，风湿痹痛，咽喉肿痛，疔疮痈肿，漆疮，经闭，跌打损伤，黄疸，水肿。

【其他价值】嫩茎叶可作为蔬菜食用，又可作饲料。种子可榨油。

【附方】

1. 风寒感冒：蔊菜 30～60g，葱白 9～15g，水煎服。
2. 胃脘痛：干蔊菜 30g，水煎服。
3. 关节风湿痛：鲜蔊菜 60g，水煎服。
4. 跌打肿痛：鲜蔊菜 60～120g，热酒冲服，渣外敷患处。
5. 麻疹不透：鲜蔊菜全草，一至二岁每次 30g，二岁以上每次 60g，捣汁，调食盐少许，开水冲服。

【相似植物辨别】

蔊菜	无瓣蔊菜
花瓣黄色	萼片 4，无花瓣（偶有不完全花瓣）

地上部分

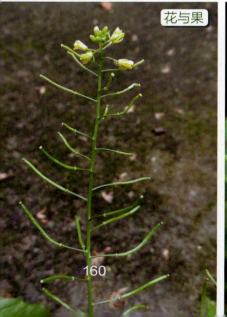

花与果

160

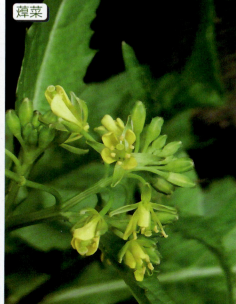

蔊菜

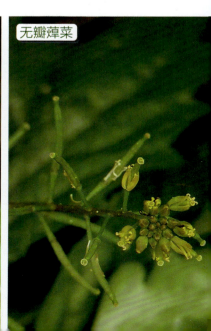

无瓣蔊菜

荠

Capsella bursa-pastoris（L.）Medik.

【科属】十字花科荠属。

【野外识别特征】一年或二年生草本。直立茎，叶互生。总状花序顶生及腋生，十字形花冠白色，四强雄蕊。短角果倒三角形或倒心状三角形。

【生存状态】野生。

【药用价值】

1. 全草（荠菜）：甘、淡，凉。归肝、心、肺经。凉肝止血，平肝明目，清热利湿。用于吐血，衄血，咯血，尿血，崩漏，目赤疼痛，眼底出血，高血压，赤白痢疾，肾炎水肿，乳糜尿。

2. 花序（荠菜花）：甘，凉。归大肠经。凉血止血，清热利湿。用于痢疾，崩漏，尿血，吐血，咯血，衄血，小儿乳积，赤白带下。

3. 种子（荠菜子）：甘，平。归肝经。祛风明目。用于目痛，青盲，翳障。

【其他价值】荠菜种子含油量为 20%～30%，可以用于制皂或制油漆。茎叶可作蔬菜食用。

【附方】

1. 暴赤眼、疼痛碜涩：荠菜根，捣绞取汁，滴入眼中。

2. 痢疾：荠菜 60g，水煎服。

3. 产后流血：用鲜荠菜 30g，水煎分 2 次服，每日 1 剂。

4. 崩漏：鲜荠菜花 30g，煎水服；或配丹参 6g、当归 12g，煎水服。

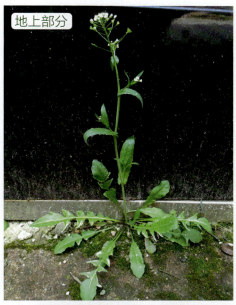
地上部分

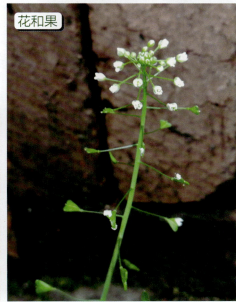
花和果

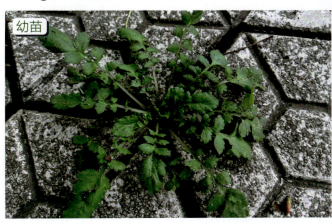
幼苗

葱莲
Zephyranthes candida（Lindl.）Herb.

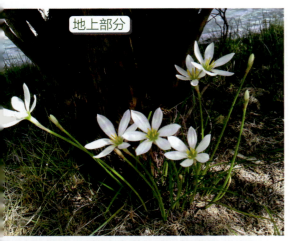

地上部分

【科属】石蒜科葱莲属。

【野外识别特征】多年生草本。鳞茎卵形。叶狭线形，肥厚，亮绿色。花茎中空，花单生于花茎顶端，下有带褐红色的佛焰苞状总苞，总苞片顶端2裂；花白色，外面常带淡红色。蒴果近球形，3瓣开裂。种子黑色，扁平。

【生存状态】栽培。

【药用价值】全草（肝风草）：甘，平。归肝经。平肝息风。用于小儿惊风，癫痫，破伤风。

【其他价值】可供观赏，常用作园林绿化。

【附方】

1. 小儿急惊风：鲜肝风草9～12g，水煎调冰糖服；另用鲜肝风草9～12g，食盐3～6g，同捣烂，分为2丸，贴于左右太阳穴，外用纱布覆盖固定。

2. 小儿癫痫：鲜肝风草9g，水煎，调冰糖服。

【相似植物辨别】

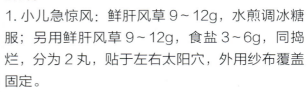

葱莲	韭莲
叶狭线形，宽2～4mm	叶线形，宽6～8mm
花白色	花玫瑰红色或粉红色

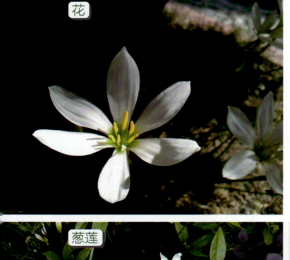

花

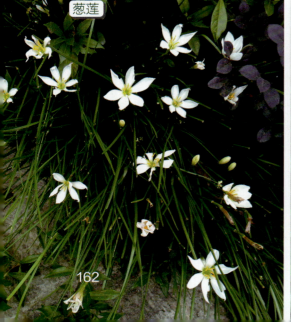

葱莲

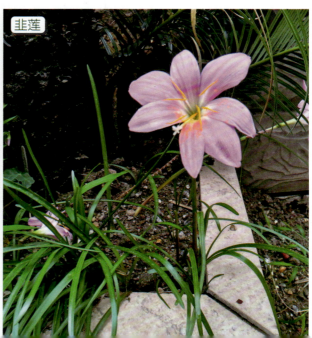

韭莲

薤白
Allium macrostemon Bunge

【科属】石蒜科葱属。

【野外识别特征】多年生草本。鳞茎近球状；鳞茎外皮带黑色，不破裂。叶互生，中空，基部鞘状抱茎。花茎单一，伞形花序顶生，具多而密集的花，或间具珠芽或有时全为珠芽；珠芽暗紫色，花淡紫色或淡红色。

【生存状态】野生。

【药用价值】鳞茎（薤白★）：辛、苦，温。归心、肺、胃、大肠经。通阳散结；行气导滞。用于胸痹心痛，脘腹痞满胀痛，泻痢后重。

【其他价值】薤白可作蔬菜食用，有"菜中灵芝"的美誉。

【相似植物辨别】

薤白	藠头
鳞茎近球状，基部常具小鳞茎	鳞茎数枚聚生，狭卵状

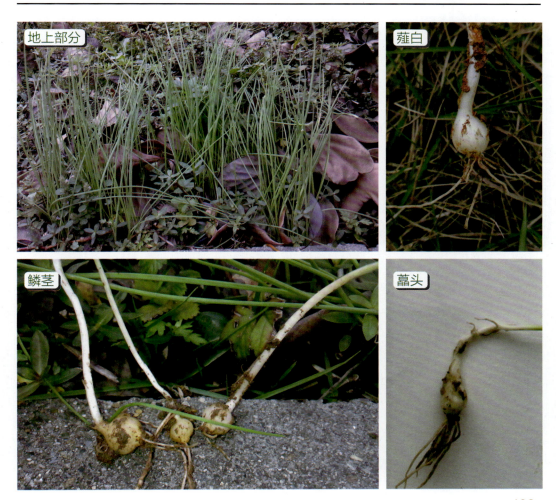

地上部分

薤白

鳞茎

藠头

朱顶红
Hippeastrum striatum Herb.

【科属】石蒜科朱顶红属。

【野外识别特征】多年生草本。鳞茎近球形。叶带形。花茎中空，具有白粉。花 2~4 朵，花被管绿色，圆筒状，花被裂片，洋红色，略带绿色；雄蕊 6，花丝红色，柱头 3 裂。

【生存状态】栽培。

【药用价值】鳞茎（朱顶红）：辛，温；有小毒。解毒消肿。用于痈肿疮毒。

【其他价值】朱顶红极具观赏价值，可作盆栽，也可用于庭院栽培，或配植花坛；亦是优质的鲜切花材料。

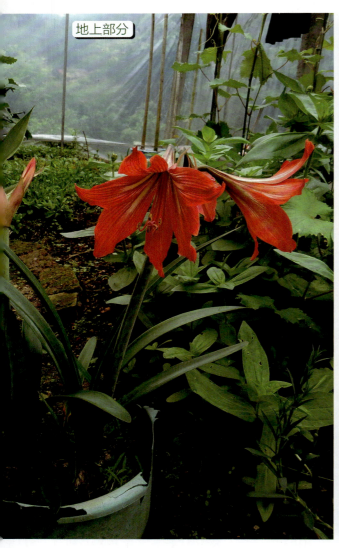

地上部分

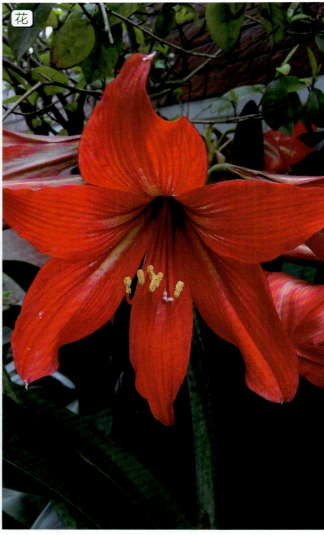

花

漆姑草
Sagina japonica（Sw.）Ohwi

【科属】石竹科漆姑草属。

【野外识别特征】一年生小草本。茎丛生，稍铺散。单叶对生，叶片线形。花小形，白色，花瓣5，单生枝端；花柱5，线形。蒴果卵圆形，微长于宿存萼。

【生存状态】野生。

【药用价值】全草（漆姑草）：苦、辛，凉。归肝、胃经。凉血解毒，杀虫止痒。用于漆疮，秃疮，湿疹，丹毒，瘰疬，无名肿毒，毒蛇咬伤，鼻渊，龋齿痛，跌打内伤。

【其他价值】漆姑草嫩茎叶可作猪饲料，也可作为草坪植物栽培供观赏。

【附方】

1. 漆疮：漆姑草捣烂，加丝瓜叶汁，调菜油敷患处。

2. 龋齿：漆姑草叶捣烂，塞入牙缝。

3. 跌打内伤：漆姑草15g，水煎服。

4. 蛇咬伤：漆姑草、雄黄捣烂敷患处。

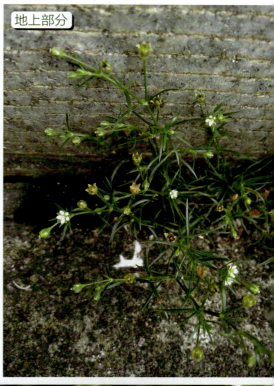

地上部分

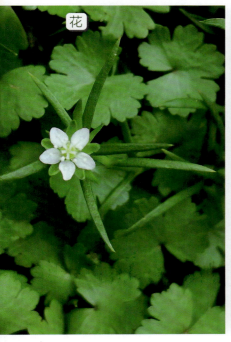

花

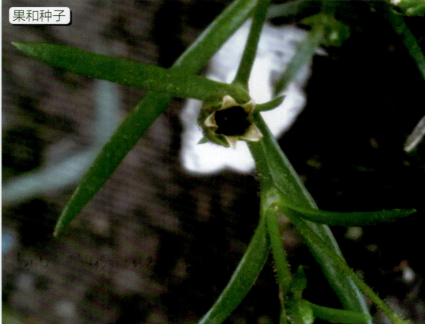

果和种子

石竹
Dianthus chinensis L.

【科属】石竹科石竹属。

【野外识别特征】多年生草本。茎直立，疏丛生，节膨大。单叶线形披针形对生。花单生枝端或数花集成聚伞花序，花瓣紫红色、粉红色、鲜红色或白色，顶缘不整齐齿裂，喉部有斑纹，疏生髯毛。雄蕊顶端4裂，包于宿存萼内。

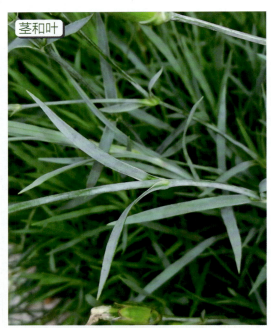

茎和叶

【生存状态】栽培。

【药用价值】地上部分（瞿麦★）：苦，寒。归心、小肠经。利尿通淋，活血通经。用于热淋，血淋，石淋，小便不通，淋沥涩痛，经闭瘀阻。

【其他价值】石竹叶纤而翠，花色艳丽，耐寒凌霜，四季常开，是花坛、花境、盆花的理想花卉，亦宜作为切花用于瓶插观赏。

【附方】鱼脐毒疮肿：瞿麦和生油熟捣涂患处。

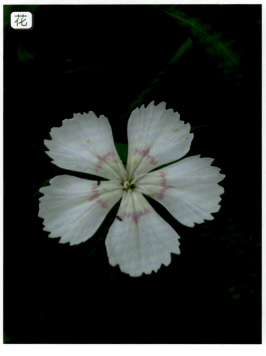

花

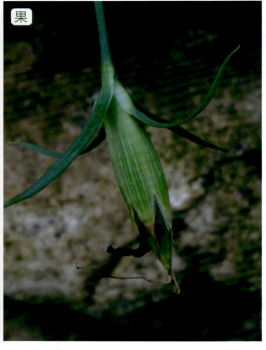

果

萍蓬草
Nuphar pumila（Timm）DC.

【科属】睡莲科萍蓬草属。

【野外识别特征】多年生水生草本。根茎肥大，横卧。叶先端圆钝，基部具弯缺，心形，裂片远离，下面密生柔毛。叶柄有柔毛。花梗柔毛，萼片黄色，外面中央绿色，花瓣先端微凹，柱头盘状常 10 浅裂，淡黄色或带红色。

【生存状态】栽培。

【药用价值】

1. 根茎（萍蓬草根）：甘，平。归脾、胃、肝、肾经。健脾益肺，活血调经。用于脾虚食入难消，阴虚咳嗽，盗汗，血瘀，月经不调，痛经及跌打损伤。

2. 种子（萍蓬草子）：甘，平。归脾、胃、肾经。健脾胃，活血调经。用于脾虚食少，月经不调。

【其他价值】根状茎可食用。夏季开花，花朵金黄鲜艳，因此也是一种观叶、观花植物。

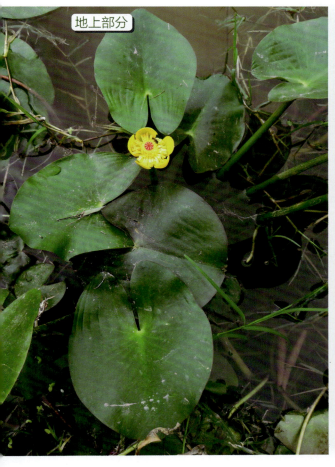

地上部分

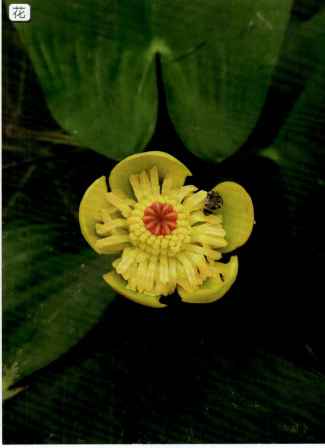

花

167

凤尾丝兰
Yucca gloriosa L.

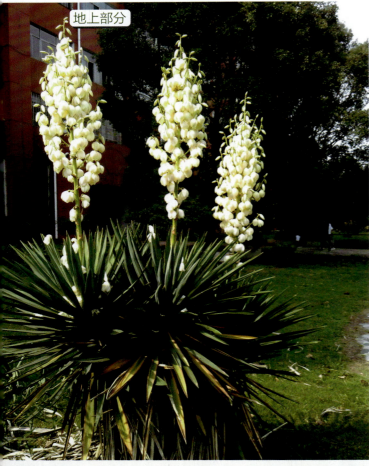

地上部分

【科属】天门冬科丝兰属。

【野外识别特征】常绿灌木。叶近莲座状簇生，剑形，坚硬，叶缘几乎没有丝状纤维，全缘。花序圆锥状，花下垂，白色或淡黄白色，顶端常带紫红色。

【生存状态】栽培。

【药用价值】花（凤尾兰）：辛、微苦，平。止咳平喘。用于支气管哮喘，咳嗽。

【其他价值】凤尾丝兰常年浓绿，数株成丛，高低不一，开花时花茎高耸挺立，繁多的白花下垂，姿态优美，是良好的庭园观赏灌木，可布置在花坛中心、草坪中、池畔、路旁和建筑物前，也是良好的鲜切花材料。叶纤维韧性强，可供制缆绳用，也可作造纸纤维。

【附方】支气管哮喘：凤尾兰花、紫苏叶各 3～9g，水煎，加冰糖适量调服。

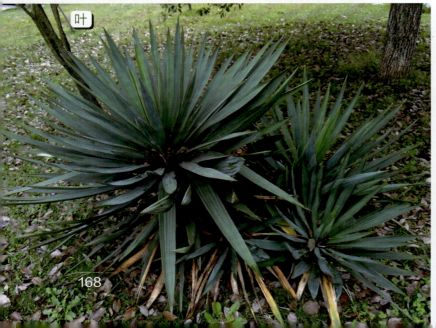

叶

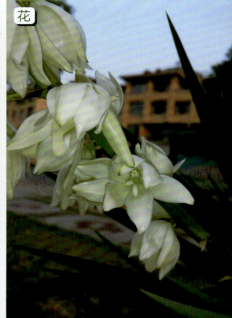

花

麦冬
Ophiopogon japonicus（L.f.）Ker Gawl.

【科属】天门冬科沿阶草属。

【野外识别特征】多年生常绿草本。具椭圆形或纺锤形肉质块根。叶基生，线形。花葶通常比叶短得多。总状花序穗状，顶生，花小，花被片在花盛开时仅稍张开，花柱基部宽阔，一般稍粗而短，略呈圆锥形。浆果球形，蓝黑色。

【生存状态】栽培。

【药用价值】块根（麦冬★）：甘、微苦，微寒。归心、肺、胃经。养阴生津，润肺清心。用于肺燥干咳，阴虚痨嗽，喉痹咽痛，津伤口渴，内热消渴，心烦失眠，肠燥便秘。

【其他价值】园林绿化。

【附方】热伤元气，肢体倦怠，气短懒言，口干作渴，汗出不止，脚软眼黑，津枯液涸：人参15g，麦冬（去心）9g，五味子（碎）6g，水煎，不拘时温服。

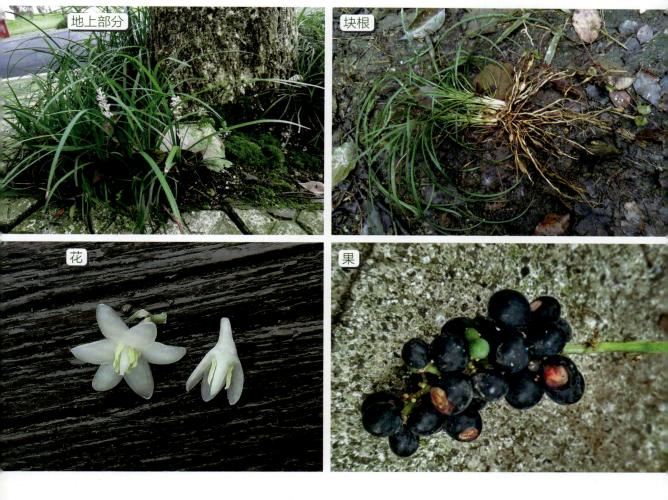

地上部分　块根　花　果

半夏
Pinellia ternata （Thunb.）Ten.ex Breitenb.

【科属】天南星科半夏属。

【野外识别特征】块茎圆球形，具须根。叶柄长，基部具鞘，鞘内、鞘部以上或叶片基部（叶柄顶头）有珠芽；珠芽在母株上萌发或落地后萌发；一年生的叶为全缘单叶；2～3年后为掌状复叶，3小叶，网脉。花序柄长于叶柄。佛焰苞绿色或绿白色，肉穗花序顶生，雌花序在下，雄花序在上，两者中间有间隔；附属器绿色至青紫色，直立，有时呈"S"形弯曲。浆果黄绿色。

【生存状态】野生。

【药用价值】块茎（半夏★）：辛，温；有毒。归脾、胃、肺经。燥湿化痰，降逆止呕，消痞散结。用于湿痰寒痰，咳喘痰多，痰饮眩悸，风痰眩晕，痰厥头痛，呕吐反胃，胸脘痞闷，梅核气；外治痈肿痰核。

【其他价值】半夏的花序为佛焰苞花序，具有较高的观赏价值。块茎磨成碎末，可防治稻螟。

【附方】

1. 疟疾：生半夏6g，捣烂置于胶布上。于疟疾发作前3～4小时贴于脐部，可控制发作。

2. 牙痛：生半夏30g，捣碎，置于150g 90%酒精，浸泡1日后即可使用。用时以棉球蘸药液塞入龋齿洞，或涂擦痛牙周围。

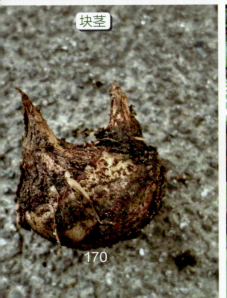
地上部分和叶

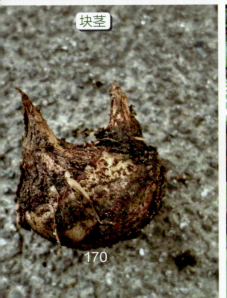
块茎

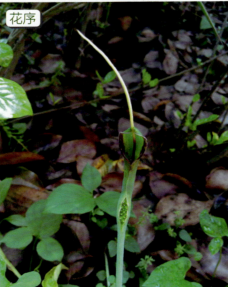
花序

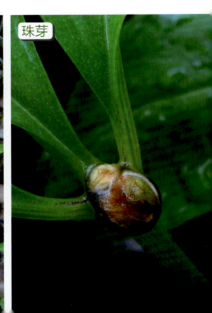
珠芽

海芋
Alocasia odora（Roxb.）K.Koch

【科属】天南星科海芋属。

【野外识别特征】多年生常绿草本。具匍匐根茎，有直立的地上茎。叶大，聚生茎顶，螺旋状排列。肉穗花序稍短于佛焰苞，雌花在下部，雄花在上部。浆果红色，卵状。

【生存状态】栽培。

【药用价值】根茎（海芋）：辛，寒；有毒。归心、肝、胆、大肠经。清热解毒，行气止痛，散结消肿。用于流感，感冒，腹痛，肺结核，风湿骨痛，疔疮，痈疽肿毒，瘰疬，附骨疽，斑秃，疥癣，虫蛇咬伤。

【其他价值】海芋的根茎富含淀粉，可作为工业原料代用品，但不能食用。海芋可维持二氧化碳与氧气的平衡，改善小气候，减弱噪声，涵养水源，调节湿度；除此之外，还有吸收粉尘、净化空气等功能，因此常用于园林绿化，是优良的观叶植物。兽医用其治猪丹毒。

【附方】

1. 痈疽肿毒大疮：海芋切片，火焙热贴患处，冷又换热者，数次立效。
2. 风热头痛：海芋苗切片，贴患处。

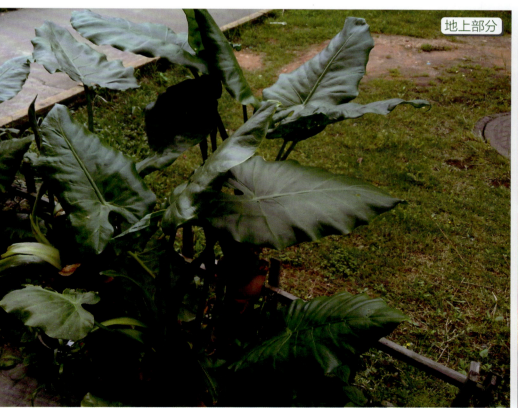
地上部分

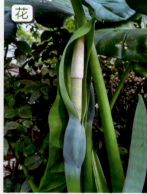
花

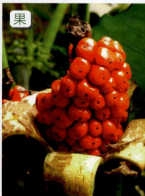
果

通泉草
Mazus pumilus（Burm.f.）Steenis

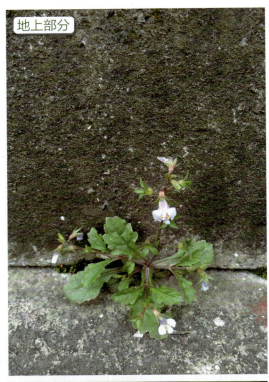

地上部分

【科属】通泉草科通泉草属。

【野外识别特征】一年生草本。茎常分枝，着地部分节上常长不定根。具基生叶和对生或互生的茎生叶。总状花序生于茎、枝顶端，花稀疏，花冠白色、紫色或蓝色。蒴果球形。

【生存状态】野生。

【药用价值】全草（绿兰花）：苦、微甘，凉。止痛，健胃，解毒。用于偏头痛，消化不良；外用治疗疮，脓疱，烫伤。

【其他价值】可作园林地被，用于药草园布置、组合盆栽和吊盆栽培。

【附方】

1. 痈疽疮肿：干通泉草，研细末，冷水调敷患处，1日1换。
2. 汤火烫伤：鲜通泉草，捣绞汁，用净棉花蘸取汁液涂患处，频频涂抹有效。

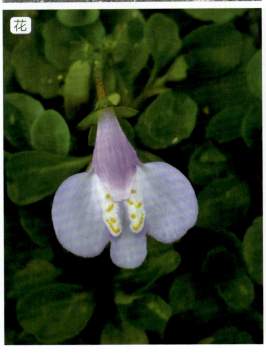

花

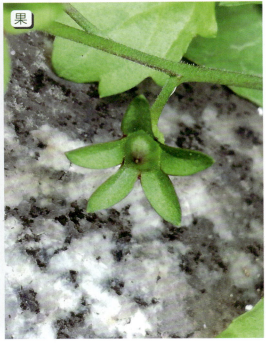

果

土人参
Talinum paniculatum（Jacq.）Gaertn.

【科属】土人参科土人参属。

【野外识别特征】一年生或多年生草本。茎肉质，基部近木质。单叶互生或近对生，叶片稍肉质。圆锥花序顶生或腋生，较大形，常二叉状分枝；花小；花瓣粉红色或淡紫红色。蒴果近球形，3瓣裂。

【生存状态】野生。

【药用价值】根（土人参）：甘、淡，平。归脾、肺、肾经。补气润肺，止咳，调经。用于气虚乏倦，食少，泄泻，肺痨，咯血，眩晕，潮热，盗汗，自汗，月经不调，带下，产妇乳汁不足。

【其他价值】根、嫩茎、叶均可食用，可炒、可做汤、可涮、可炖，药蔬兼用。开小花，花期长，是插花的好品种。

【附方】

1. 劳倦乏力：土人参 15~30g，或加墨鱼干 1 只，酒水炖服。
2. 脾虚泄泻：土人参 15~30g、大枣 15g，水煎服。

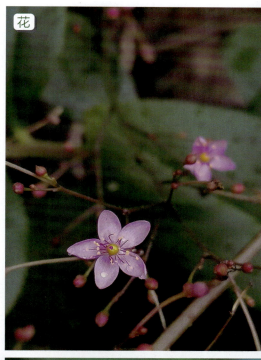

花

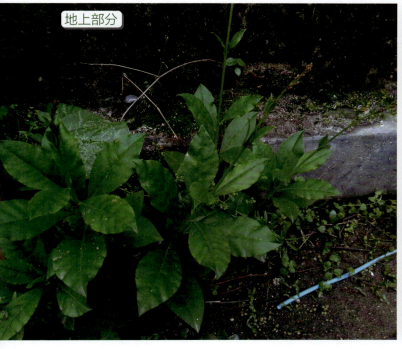

地上部分

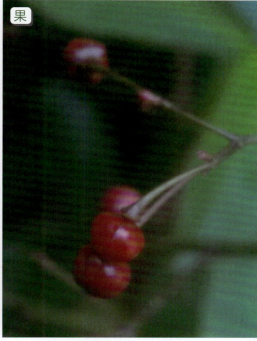

果

仙人掌
Opuntia dillenii (Ker Gawl.) Haw.

【科属】仙人掌科仙人掌属。

【野外识别特征】丛生肉质灌木。茎下部稍木质，近圆柱形；上部肉质，扁平，密生短绵毛和倒刺刚毛，刺黄色；幼时鲜绿色，老时变蓝绿色，有时被白粉。叶钻形，早落。花辐状，黄色。浆果倒卵球形，顶端凹陷，基部稍窄缩成柄状，紫红色。

【生存状态】栽培。

【药用价值】

1. 根及茎（仙人掌）：苦，寒。归心、肺、胃经。行气活血，清热解毒，凉血止血，清肺止咳。用于胃痛，痞块，痢疾，喉痛，肺热咳嗽，肺痨咯血，吐血，痔血，疮疡疔疖，乳痈，癣疾，蛇虫咬伤，烫伤，冻伤。

2. 花（神仙掌花）：甘，凉。凉血止血。用于吐血。

3. 果实（仙掌子）：甘，凉。归胃经。益胃生津，除烦止渴。用于胃阴不足，烦热口渴。

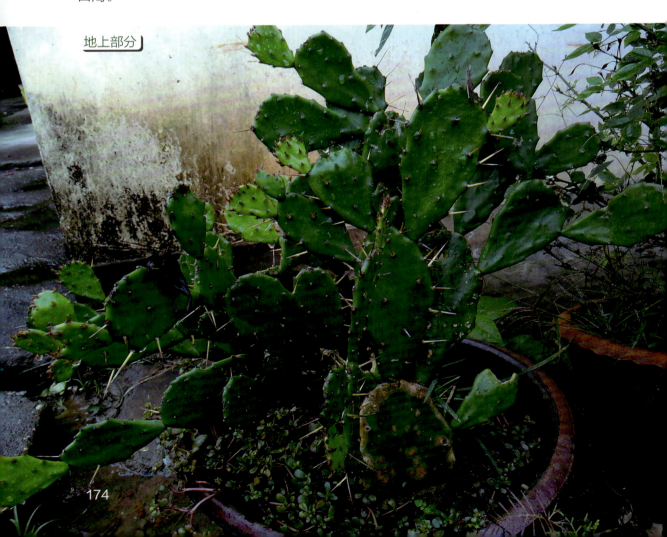

地上部分

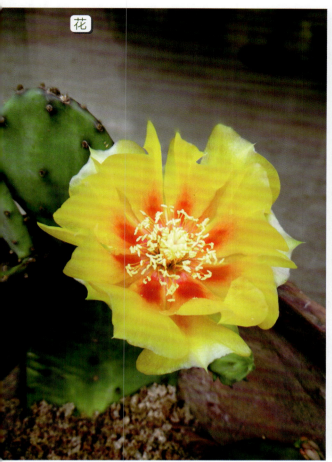

花

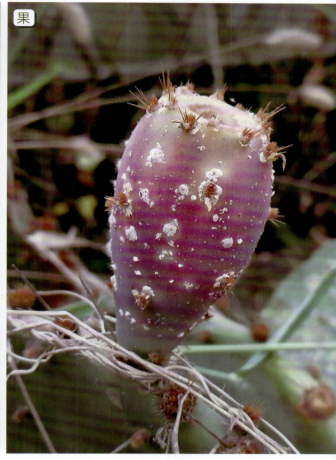

果

4. 肉质茎的浆汁凝结物（玉芙蓉）：甘，寒。清热凉血，养心安神。用于痔血，便血，疔肿，烫伤，怔忡，小儿急惊风。

【其他价值】仙人掌有一定的观赏价值，可盆栽。浆果酸甜可鲜食，亦可加工成罐头、酒精饮料等。仙人掌夜间吸收二氧化碳，释放出氧气，被称为"夜间氧吧"。此外，仙人掌在墨西哥也被作为牲畜的重要饲料源。

【附方】

1. 急性菌痢：鲜仙人掌 30～60g，水煎服。

2. 心悸失眠：仙人掌 60g，捣绒取汁，加白糖开水冲服。

3. 腮腺炎，乳腺炎，疮疖痈肿：仙人掌鲜品去刺，捣烂外敷患处。

4. 湿疹，黄水疮：仙人掌茎适量，烘干研粉，外敷患处。

5. 火伤：仙人掌，用刀刮去外皮，捣烂后贴伤处，并用消毒过的布包好。

6. 蛇虫咬伤：仙人掌全草，捣汁搽患处。

7. 胃、十二指肠溃疡：将鲜仙人掌去刺洗净，切片晒干研粉，每次 1g，每日服 2 次。

莲子草

Alternanthera sessilis（L.）R.Br.ex DC.

【科属】苋科莲子草属。

【野外识别特征】多年生草本。茎上升或匍匐，节处有一行横生柔毛，节上密被柔毛。单叶对生。头状花序1～4个，腋生。

【生存状态】野生。

【药用价值】全草（节节花）：甘，寒。归心、胃、小肠经。凉血散瘀，清热解毒，除湿通淋。用于咯血，吐血，便血，湿热黄疸，痢疾，泄泻，牙龈肿痛，咽喉肿痛，肠痈，乳痈，痈疽肿毒，湿疹，淋症，跌打损伤，毒蛇咬伤。

【其他价值】嫩叶可作为野菜食用，又可作饲料。

【附方】

1. 湿疹、皮炎、癣疥：空心莲子草煎水洗患处。

2. 疟疾：空心莲子草嫩叶尖30g，煮稀饭吃。

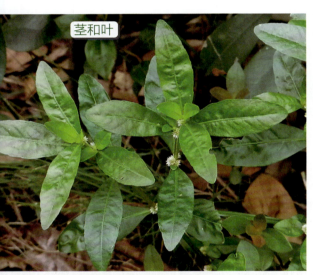
茎和叶

3. 诸种淋症：节节花鲜全草煎汤服，每次60g，每日2次。

4. 小便疼痛：节节花全草，每次60g，煎汤泡食盐或糖，代茶频服。

5. 慢性肠痈：节节花鲜全草，捣绞汁泡酒服，每次30g，每日3次。

6. 蜂窝痈：节节花鲜全草适量，捣汁和鸡蛋清调敷患处。

【相似植物辨别】

莲子草	空心莲子草
头状花序1～4个，腋生，无总花梗	头状花序，单生叶腋，茎管状

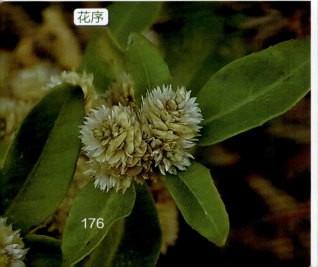
花序

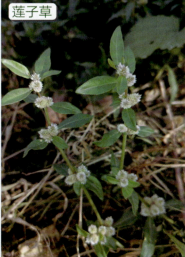
莲子草

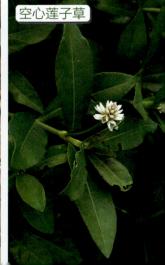
空心莲子草

千日红
Gomphrena globosa L.

【科属】苋科千日红属。

【野外识别特征】一年生直立草本。茎近四棱形，节部膨大，带紫红色。单叶对生。头状花序顶生，球形或长圆形。花紫红色，胞果近球形。种子肾形，棕色，光亮。

【生存状态】栽培。

【药用价值】花序或全草（千日红）：甘、微咸，平。归肺、肝经。止咳平喘，清肝明目，解毒。用于咳嗽，哮喘，百日咳，小儿夜啼，目赤肿痛，肝热头晕，头痛，痢疾，疮疖。

【其他价值】千日红花期长，花色鲜艳，花语为"不灭的爱"，为优良的园林观赏花卉。也是花坛、花境的常用花卉。

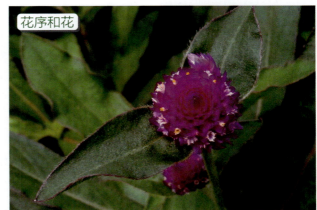
花序和花

【附方】

1. 头风痛：千日红花 9g、马鞭草 21g，水煎服。

2. 气喘：千日红的花头 10 个，水煎，冲少量黄酒服，连服 3 次。

3. 白痢：千日红花序 10 个，水煎，冲入黄酒少量服。

4. 小便不利：千日红花序 3~9g，水煎服。

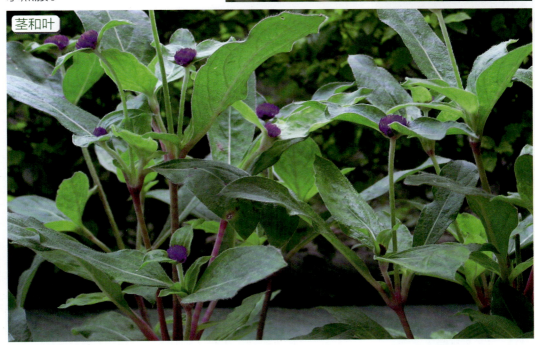
茎和叶

鸡冠花
Celosia cristata L.

【科属】苋科青葙属。

【野外识别特征】一年生直立草本。茎近上部扁平。单叶互生。穗状花序顶生，成扁平肉质鸡冠状、卷冠状或羽毛状。胞果包于宿存花被内。种子肾形，黑色，有光泽。

【生存状态】栽培。

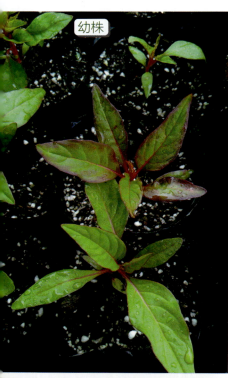
幼株

【药用价值】

1. 花序（鸡冠花★）：甘、涩，凉。归肝、大肠经。收敛止血，止带，止痢。用于吐血，崩漏，便血，痔血，赤白带下，久痢不止。

2. 种子（鸡冠子）：甘，凉。归肝、大肠经。凉血止血，清肝明目。用于便血，崩漏，赤白痢疾，目赤肿痛。

【其他价值】栽培供观赏。鸡冠花品种多、花色多，是夏、秋季花坛常用花卉。同时，鸡冠花对二氧化硫、氯化氢具有良好的抗性，也是一种具有环境保护功能的生态观赏花卉。

【附方】

1. 赤白下痢：鸡冠花煎酒服，赤用红鸡冠花，白用白鸡冠花。

2. 腹泻，痔疮出血，吐血，衄血，血崩：鸡冠花全草，水煎服。

3. 荨麻疹：鸡冠花全草，水煎，内服外洗患处。

4. 蜈蚣咬伤：鸡冠花全草，捣烂敷患处。

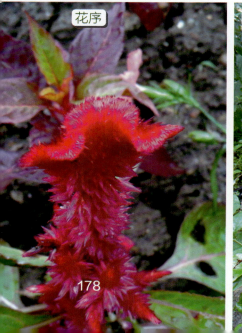
花序

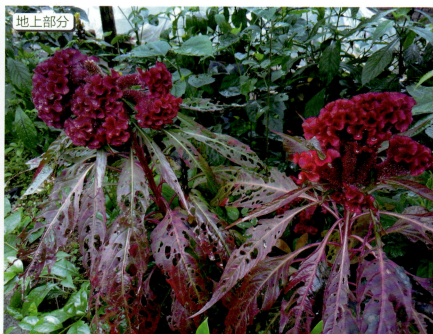
地上部分

凹头苋
Amaranthus blitum L.

【科属】苋科苋属。

【野外识别特征】一年生草本。单叶互生，叶先端凹缺。花簇腋生，生于茎端及枝端者成直立穗状或圆锥花序。胞果扁卵形，具宿存花被片。种子环形，边缘具环状边。

【生存状态】野生（路边）。

【药用价值】

1. 全草或根（野苋菜）：甘，微寒。归大肠、小肠经。清热解毒，利尿。用于痢疾，腹泻，疔疮肿毒，毒蛇咬伤，蜜蜂蜇伤，小便不利，水肿。

2. 种子（野苋子）：甘，凉。归肝、膀胱经。清肝明目，利尿。用于肝热目赤，翳障，小便不利。

【其他价值】茎叶可作猪饲料。

【附方】

1. 痢疾：鲜野苋根 30～60g，水煎服。

2. 肝热目赤：野苋子 30g，水煎服。

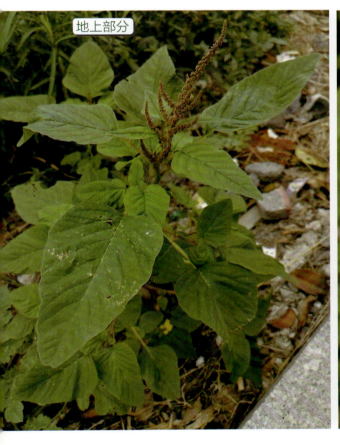
地上部分

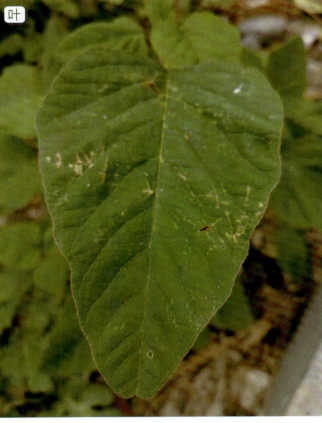
叶

南天竹
Nandina domestica Thunb.

【科属】小檗科南天竹属。

【野外识别特征】常绿小灌木。三回羽状复叶，冬季变红色。圆锥花序直立；花小，白色。浆果球形，熟时多鲜红色。

【生存状态】栽培。

【药用价值】

1. 叶（南天竹叶）：苦，寒。归肺、膀胱经。清热利湿，泻火，解毒。用于肺热咳嗽，百日咳，热淋，尿血，目赤肿痛，疮痈，瘰疬。

2. 根（南天竹根）：苦，寒；小毒。归肺、肝经。止咳，除湿，祛风化痰，清热，解毒。用于肺热咳嗽，湿热黄疸，腹泻，风湿痹痛，疮疡，瘰疬。

3. 茎枝（南天竹梗）：辛、苦，寒。归肺经。清湿热，降逆气。用于湿热黄疸，泻痢，热淋，目赤肿痛，咳嗽，膈食。

4. 果实（南天竹子）：酸、甘，平；有毒。敛肺，止咳，清肝，明目。治久咳，气喘，百日咳，疟疾，下疳溃烂。

【其他价值】南天竹秋冬叶色变红，有红果，经久不落，是赏叶观果的优良观赏植物。叶的水煮液，可防治蚜虫。

【附方】

1. 湿热黄疸：鲜南天竹根 30～60g，水煎服。

2. 疮毒：南天竹全苗，捣烂敷患处。

3. 风火热肿，眵泪赤痛：南天竹叶水煎洗眼。

4. 小儿疳病：南天竹叶，煎汤代茶服。

5. 百日咳：南天竹干果实 9～15g，水煎调冰糖服。

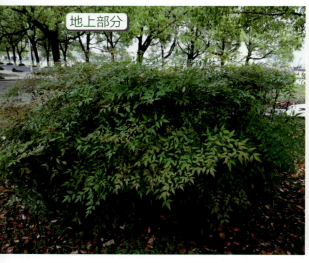
地上部分

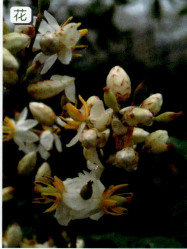
花

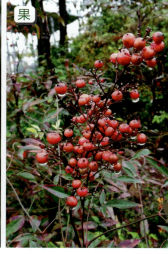
果

十大功劳
Mahonia fortunei（Lindl.）Fedde

【科属】小檗科十大功劳属。

【野外识别特征】常绿灌木。单数羽状复叶互生，革质，边缘具刺锯齿。总状花序生自枝顶芽鳞腋间，两性花黄色，多数密生。浆果卵圆形，蓝黑色，被白粉。

【生存状态】栽培。

【药用价值】

1. 茎（功劳木★）：苦，寒。归肝、胃、大肠经。清热燥湿，泻火解毒。用于湿热泻痢，黄疸尿赤，目赤肿痛，胃火牙痛，疮疖痈肿。

2. 叶（十大功劳叶）：苦，寒。归肝、胃、肺、大肠经。清热，补虚，燥湿，解毒。用于肺痨咯血，骨蒸潮热，头晕耳鸣，腰酸腿软，湿热黄疸，带下，痢疾，风热感冒，目赤肿痛，痈肿疮疡。

3. 根（十大功劳根）：苦，寒。归脾、肝、大肠经。清热，燥湿，消肿，解毒。用于湿热痢疾，腹泻，黄疸，肺痨咯血，咽喉痛，目赤肿痛，疮疡，湿疹。

【其他价值】十大功劳为庭园观赏植物，在园林中可植为绿篱，可种植在果园、菜园的四角作为境界林，也适于建筑物周边配植，具有较高的观赏价值。

【附方】

1. 眼结膜炎：十大功劳叶200g，加蒸馏水1000mL，煮沸，过滤，高压消毒。滴眼，每日数次。

2. 肺结核潮热、骨蒸、腰酸膝软、头晕、耳鸣等症：十大功劳干叶或果9~15g，水煎服或研细末炼蜜为丸，每日3次，每次3~6g。

3. 风火牙痛：十大功劳叶9g，水煎顿服，每日1剂，痛甚服2剂。

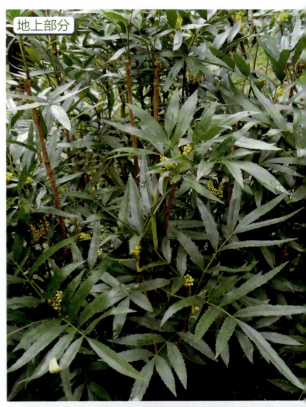

地上部分

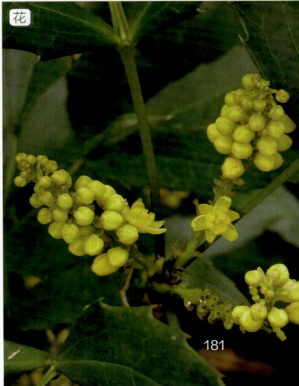

花

181

白花泡桐
Paulownia fortunei（Seem.）Hemsl.

【科属】泡桐科泡桐属。

【野外识别特征】落叶乔木，幼枝、叶、花序各部和幼果均被黄褐色星状茸毛。小枝粗壮，髓心中空。单叶对生。花冠白色仅背面稍带紫色或浅紫色，内部密布紫色细斑块。蒴果果皮木质，具宿萼，顶端具喙。种子具翅。

【生存状态】栽培。

【药用价值】

1. 根或根皮（泡桐根）：微苦，微寒。祛风止痛，解毒活血。用于风湿热痹，筋骨疼痛，疮疡肿毒，跌打损伤。

2. 叶（泡桐叶）：苦，寒。清热解毒，止血消肿。用于痈疽，疔疮肿毒，创伤出血。

3. 花（泡桐花）：苦，寒。清肺利咽，解毒消肿。用于肺热咳嗽，急性扁桃体炎，细菌性痢疾，急性肠炎，急性结膜炎；腮腺炎，疖肿，疮癣。

4. 树皮（泡桐树皮）：苦，寒。祛风除湿，消肿解毒。用于风湿热痹，淋病，痔疮肿毒，肠风下血，外伤肿痛，骨折。

【其他价值】白花泡桐叶大无毛，能吸附尘烟，抗有毒气体，净化空气，适于厂矿区绿化，也常作为庭园、公园、广场、街道庭荫树或行道树。

【附方】

1. 痈疮、痈疽、痔瘘、恶疮：泡桐树皮适量，捣烂敷患处。

2. 腮腺炎（痄腮）：泡桐花24g，水煎，白糖30g冲服。

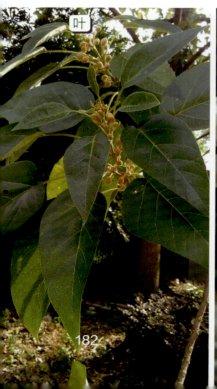
叶

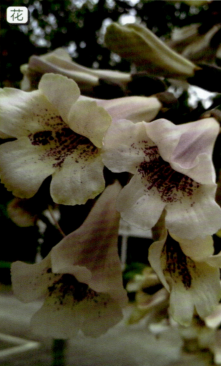
花

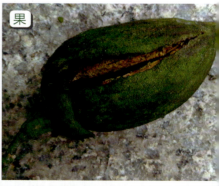
果

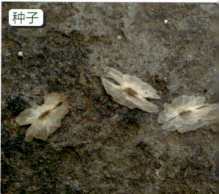
种子

打碗花
Calystegia hederacea Wall.

【科属】旋花科打碗花属。

【野外识别特征】一年生草本。茎细，平卧，有细棱。单叶互生，叶基部戟形。花腋生，1朵，花冠淡紫色或淡红色，钟状。蒴果卵球形，宿存萼片。种子黑褐色，表面有小疣。

【生存状态】野生。

【药用价值】根状茎及花（打碗花）：甘、淡，平。根状茎：健脾益气，利尿，调经，止带；用于脾虚消化不良，月经不调，带下，乳汁稀少。花：止痛；外用治牙痛。

【其他价值】嫩茎叶可作蔬菜，用开水焯后炒食、蒸食、做汤均可。

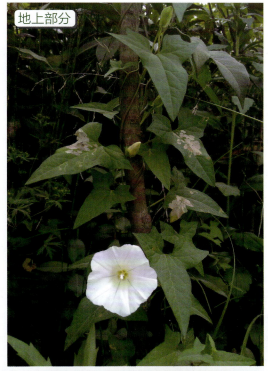

地上部分

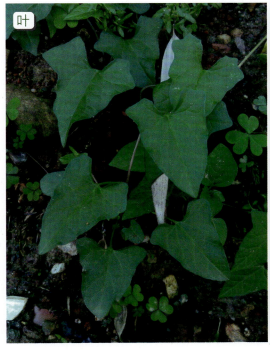

叶

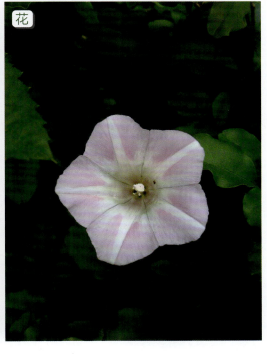

花

圆叶牵牛
Ipomoea purpurea（L.）Roth

【科属】旋花科番薯属。

【野外识别特征】一年生缠绕草本。茎上常被毛。单叶互生，基部圆，心形，常全缘。花腋生，单一或 2~5 朵着生于花序梗顶端成伞形聚伞花序，苞片、萼片、花梗均被毛；花冠漏斗状，紫红色、红色或白色。蒴果近球形，3 瓣裂。种子卵状三棱形，黑褐色或米黄色，被毛。

【生存状态】栽培。

【药用价值】种子（牵牛子★）：苦，寒；有毒。归肺、肾、大肠经。泻水通便，消痰涤饮，杀虫攻积。用于水肿胀满，二便不通，痰饮积聚，气逆喘咳，虫积腹痛，蛔虫病，绦虫病。

【其他价值】在园林中多作为垂直绿化的良好花卉。

【附方】

1. 一切虫积：牵牛子（炒）60g、槟榔 30g、使君子肉（微炒）50 个，均研为末，每服 6g，砂糖水调下，小儿减半。

2. 风热赤眼：牵牛子研为末，调葱白汤敷患处。

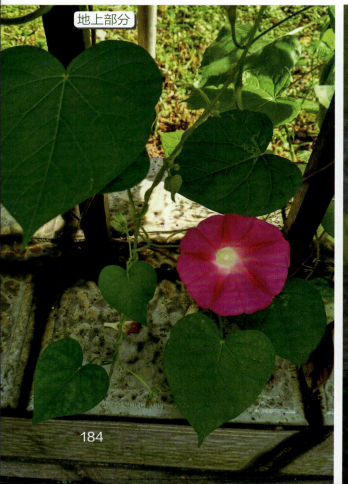

地上部分

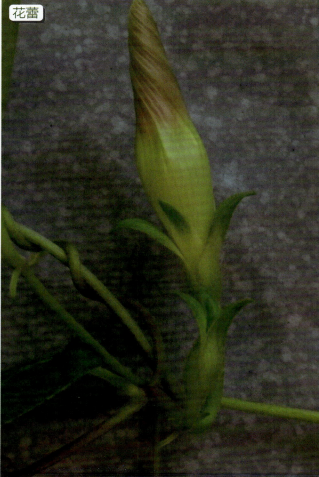

花蕾

184

马蹄金
Dichondra micrantha Urb.

【科属】旋花科马蹄金属。

【野外识别特征】多年生小草本。匍匐茎，节上生不定根。单叶互生，肾形至圆形，基部阔心形，全缘。花单生叶腋；花冠钟状，黄色，深5裂。

【生存状态】野生。

【药用价值】全草（马蹄金）：苦、辛，凉。清热利湿，解毒消肿。用于肝炎，胆囊炎，痢疾，肾炎水肿，泌尿系统感染，泌尿系统结石，扁桃体炎，跌打损伤。

【其他价值】既具观赏价值，又能固土护坡、绿化、净化环境。

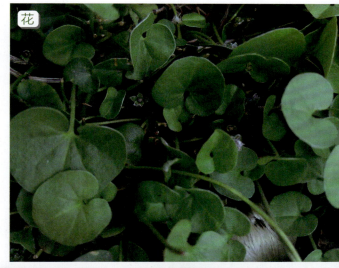

花

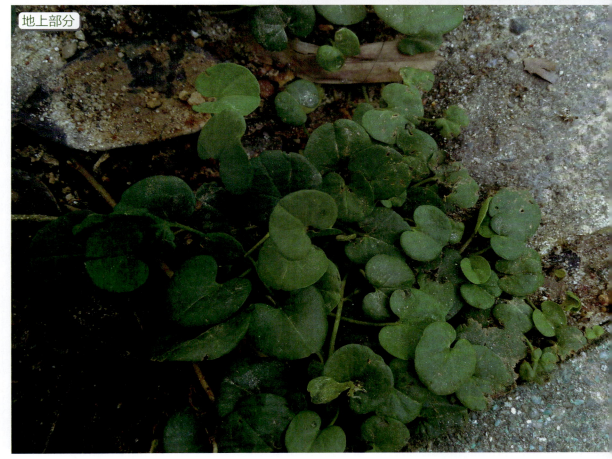

地上部分

南方菟丝子
Cuscuta australis R.Br.

【**科属**】旋花科菟丝子属。

【**野外识别特征**】一年生寄生缠绕草本。茎金黄色，纤细，无叶。花序侧生，少花或多花簇生成小伞形或小团伞花序。蒴果扁球形，下半部为宿存花冠所包。

【**生存状态**】野生。

【**药用价值**】成熟种子（菟丝子★）：辛、甘，平。归肝、肾、脾经。补益肝肾，固精缩尿，安胎，明目，止泻；外用消风祛斑。用于肝肾不足，腰膝酸软，阳痿遗精，遗尿尿频，肾虚胎漏，胎动不安，目昏耳鸣，脾肾虚泻；外治白癜风。

【**附方**】消渴：菟丝子不拘多少，拣净，水淘，酒浸 3 日，控干，趁润捣碎并过筛，焙干再研为细末，炼蜜和丸，如梧桐子大，食前饮下 50 粒，每日 2～3 服。

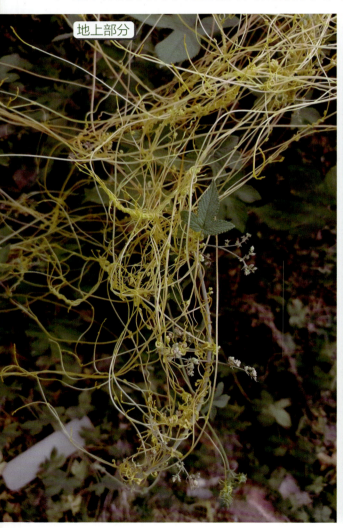

地上部分

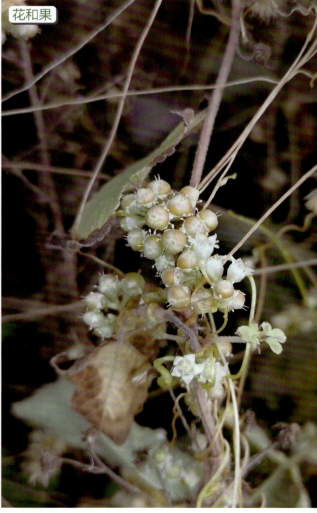

花和果

毛花点草
Nanocnide lobata Wedd.

【科属】荨麻科花点草属。

【野外识别特征】一年生或多年生草本。叶互生，边缘有粗钝齿，两面均有散生的白色长毛，上面有白色点状突起。花白色，单性，雄花序生于枝梢叶腋；雌花序生于上部叶腋。

【生存状态】野生。

【药用价值】全草（毛花点草）：苦、辛，凉。归肺经。通经活血，清热解毒。用于肺病咳嗽，疮毒，痱疹。

【附方】烧伤：用当年采集的全草洗净、阴干，全草与菜油按 1∶10 的比例在室温下浸泡 1 周以上，将药油均匀涂于伤口，保持创面湿润或将纱布浸透药油覆盖创面，亦可先在创面涂上药油再覆盖纱布。

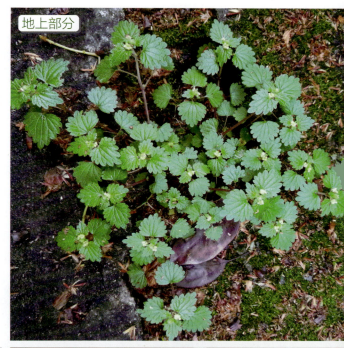
地上部分

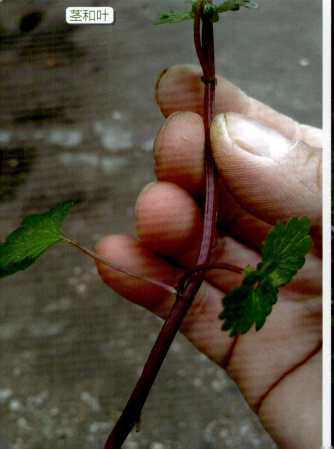
茎和叶

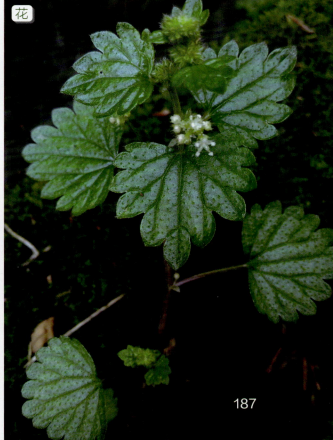
花

187

苎麻

Boehmeria nivea（L.）Gaudich.

【科属】荨麻科苎麻属。

【野外识别特征】多年生亚灌木或灌木。茎上部与叶柄均密被毛。单叶互生，下面密被雪白色毡毛。圆锥花序腋生，雄团伞花序花少数；雌团伞花序花多数密集。

【生存状态】野生。

【药用价值】

1. 茎皮（苎麻皮）：甘，寒。归胃、膀胱、肝经。清热凉血，散瘀止血，解毒利尿，安胎回乳。用于瘀热心烦，天行热病，产后血晕、腹痛，跌打损伤，创伤出血，血淋，小便不通，肛门肿痛，胎动不安，乳房胀痛。

2. 根和根茎（苎麻根）：甘，寒。归肝、心、膀胱经。凉血止血，清热安胎，利尿，解毒。用于血热妄行所致的咯血、吐血、衄血、血淋、便血，崩漏，紫癜，胎动不安，胎漏下血，小便淋沥，痈肿疮毒，虫蛇咬伤。

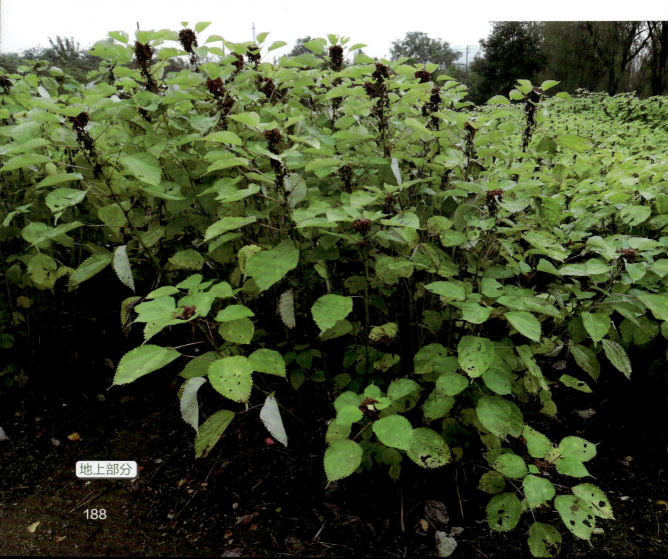

地上部分

3.叶（苎麻叶）：甘、微苦，寒。归肝、心经。凉血止血，散瘀消肿，解毒。用于咯血，吐血，血淋，尿血，月经过多，外伤出血，跌扑肿痛，脱肛不收，丹毒，疮肿，乳痈，湿疹，蛇虫咬伤。

【其他价值】苎麻的茎皮纤维可织成夏布，可制作飞机的翼布、橡胶工业的衬布、电线包被、渔网、帆布、人造棉等，与羊毛、棉花混纺可制成高级衣料；短纤维可作为高级纸张、火药、人造丝等的原料，又可用于编织地毯、麻袋等。嫩叶可养蚕，亦可作家畜饲料。种子可榨油，用于制肥皂。嫩叶可与米粉混合制作糕点。在江西鹰潭一带有7月半用苎麻叶子和米粉一起做成食物的习俗。客家用嫩叶与粳米、糯米制作客家特产——苎叶粄。此外，苎麻枝繁叶茂、根系发达，治理水土流失的效果显著。

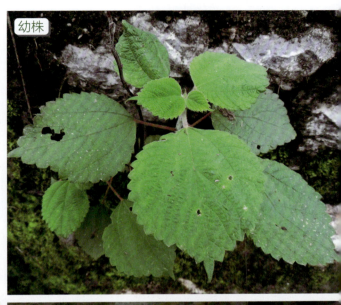
幼株

【附方】

1.诸伤瘀血不散：野苎麻叶（5~6月收），苏叶，擂烂敷金疮上。如瘀血在腹内，水绞汁服。秋冬用干叶亦可。

2.肠风：苎麻根12g，水煎服。

3.哮喘：苎麻根和砂糖煮烂，时时嚼咽下。

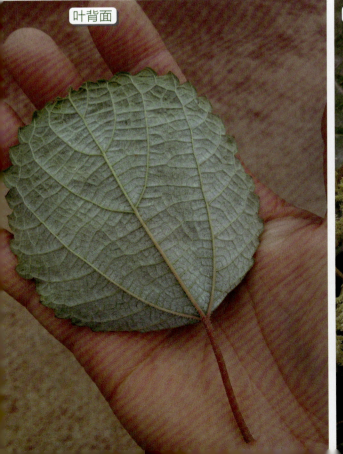
叶背面

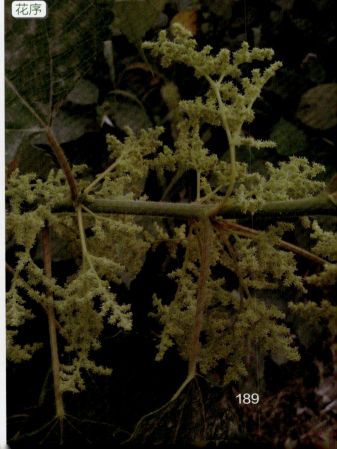
花序

189

鸭跖草
Commelina communis L.

【科属】鸭跖草科鸭跖草属。

【野外识别特征】一年生披散草本。肉质茎，下部匍匐状，节常生根，上部直立被短毛。单叶互生。总苞片佛焰苞状，有柄，与叶对生，折叠状，展开后为心形，边缘常有硬毛。聚伞花序，下面一枝仅有花1朵，具梗，不孕；上面一枝具花3~4朵，具短梗，几乎不伸出佛焰苞。花瓣深蓝色，较小的1片卵形，较大的2片近圆形，有长爪。

【生存状态】野生。

【药用价值】地上部分（鸭跖草★）：甘、淡，寒。归肺、胃、小肠经。清热解毒，利水消肿。用于风热感冒，高热不退，咽喉肿痛，水肿尿少，热淋涩痛，痈肿疔毒。

【其他价值】鸭跖草的花呈蓝色，十分美丽，具有较高的观赏价值。

【附方】

1. 五淋，小便刺痛：鲜鸭跖草枝端嫩叶120g，捣烂，加开水一杯，绞汁调蜜内服，每日3次。体质虚弱者，药量酌减。

2. 水肿，腹水：鲜鸭跖草30~90g，水煎服，连服数日。

3. 喉痹肿痛：鸭跖草汁点之（方法一）；鸭跖草60g，洗净捣汁，频频含服（方法二）。

4. 小儿丹毒，热痢以及作急性热病的退热用：鲜鸭跖草30~90g，（干鸭跖草30g），重症可用150~210g，水煎服或捣汁服。

5. 关节肿痛，痈疽肿毒，疮疖脓疡：鲜鸭跖草捣烂，加烧酒少许敷患处，每日1换。

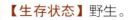
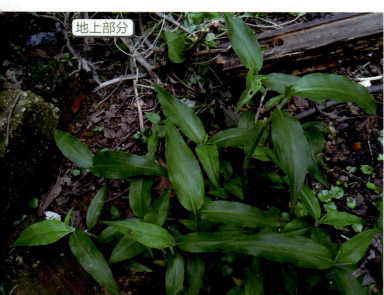
地上部分

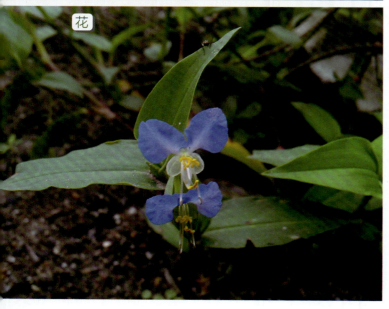
花

紫竹梅
Tradescantia pallida（Rose）D.R.Hunt

【科属】鸭跖草科紫露草属。

【野外识别特征】多年生草本。茎稍肉质，紫红色，下部匍匐，节上有须根，上部近直立。单叶互生，叶紫色，基部抱茎而成鞘。聚伞花序顶生或腋生，花桃红色。

【生存状态】栽培。

【药用价值】全草：活血，止血，解蛇毒。用于蛇疱疮，疮疡，毒蛇咬伤，跌打损伤，风湿。

【其他价值】鸭跖草为著名的观叶植物。紫鸭跖草可作为原料提取天然色素，可用制作饮料、果酒及化妆品等日化产品。

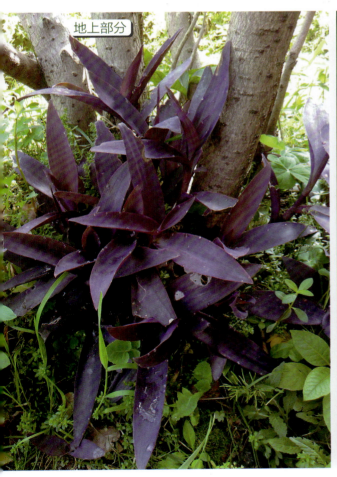
地上部分

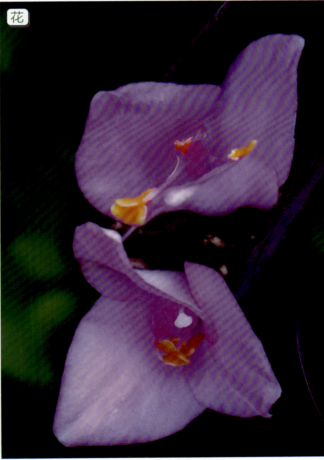
花

垂柳
Salix babylonica L.

【科属】杨柳科柳属。

【野外识别特征】落叶乔木。幼枝细长下垂。单叶互生，边缘有细锯齿，嫩枝上叶可见托叶。柔荑花序生于短枝之顶，有3~4片小型叶片，全缘。

【生存状态】栽培。

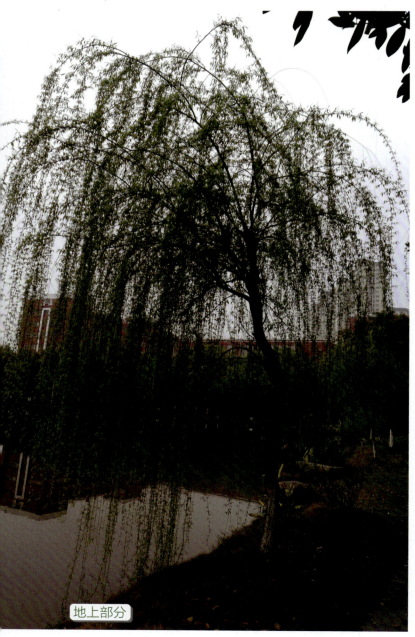

地上部分

【药用价值】

1. 叶（柳叶）：苦，寒。归肺、肾、心经。清热，解毒，利尿，平肝，止痛，透疹。用于慢性支气管炎，尿道炎，膀胱炎，膀胱结石，白浊，高血压，痈疽肿毒，烫火伤，关节肿痛，牙痛，痧疹，皮肤瘙痒。

2. 枝条（柳枝）：苦，寒。归胃、肝经。祛风利湿，解毒消肿。用于风湿痹痛，小便淋浊，黄疸，风疹瘙痒，疔疮，丹毒，龋齿，龈肿。

3. 茎枝蛀孔中的蛀屑（柳屑）：苦，寒。祛风，除湿，止痒。用于风疹，筋骨疼痛，湿气腿肿。

4. 根及根须（柳根）：苦，寒。利水通淋，祛风除痛，泻火解毒。用于淋证，白浊，水肿，黄疸，痢疾，带下，风湿疼痛，黄水疮，牙痛，烫伤，乳痈。

5. 树皮或根皮（柳白皮）：苦，寒。祛风利湿，消肿止痛。用于风湿骨痛，风肿瘙痒，黄疸，淋浊，乳痈，疔疮，牙痛，汤火烫伤。

6. 带毛种子（柳絮）：苦，凉。凉血
止血，解毒消痈。用于吐血，创伤
出血，痈疽，恶疮。

7. 花序（柳花）：苦，寒。祛风利湿，
止血散瘀。用于黄疸，咯血，吐血，
便血，血淋，经闭，疮疥，齿痛。

【其他价值】垂柳耐水湿、根系发
达，为固堤护岸、防沙护田林的优
良树种；此外，其对有毒气体有一
定的抗性，能吸收二氧化硫，因此
也是园林绿化的常用树种。木材可
供制家具及薪炭，枝条可编筐，柳
絮可为椅垫及枕的填充物。树皮含
鞣质，可提制栲胶，亦可为造纸原
料。叶可作羊饲料。柳叶还可杀蚜
虫、灭蛆、杀孑孓。

【附方】

1. 吐血：柳絮，不拘多少，焙干，
碾为细末，温米饮下。

2. 金疮血出不止：柳絮封患处。

3. 一切恶毒，脓血胀痛不溃化：柳
絮敷上，脓泄毒减。

4. 汤火所灼，未成疮者：柳白皮细
切，以猪膏煎以涂患处。

5. 汤火灼成疮：柳皮烧灰，以粉涂
患处。

6. 小便白浊：清明柳叶煎汤代茶，
以愈为度。

7. 眉毛痒落：垂柳叶，阴干，捣碎
并过筛，生姜汁于生铁器中调，夜
间涂患处，用手按摩，让局部发热。

8. 疖肿、乳腺炎：柳树叶切碎煮烂，
过滤，除去残渣，浓缩至糖浆状，
备用外敷患处。

9. 高血压：鲜柳叶250g，加水煎
成100mL，分2次服，6天为1个
疗程。

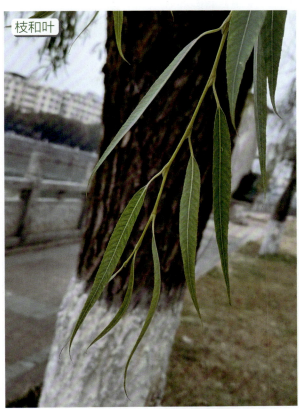
枝和叶

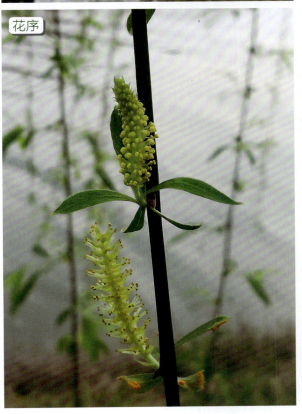
花序

杨梅
Morella rubra Lour.

【科属】杨梅科杨梅属。

【野外识别特征】常绿乔木。单叶互生，革质，常密集于小枝上端部分。花雌雄异株，雄花序单独或数条丛生于叶腋，圆柱状，通常不分枝呈单穗状，雌花序常单生于叶腋，较雄花序短而细瘦。核果球状，外表面具乳头状凸起，外果皮肉质多汁，成熟时深红色或紫红色；内果皮极硬，木质。

【生存状态】栽培。

【药用价值】

1. 树根：辛，温。理气，止血，化瘀。用于胃痛，膈食呕吐，疝气，吐血，血崩，痔血，外伤出血，跌打损伤，牙痛，汤火伤，恶疮，疥癣。

2. 果实：酸、甘，温。归肺、胃经。生津解烦，和中消食，解酒，涩肠，止血。用于烦渴，呕吐，呃逆，胃痛，食欲不振，食积腹痛，饮酒过度，腹泻，痢疾，衄血，头痛，跌打损伤，骨折，汤火伤。

3. 树皮（杨梅树皮）：苦、辛、微涩，温。归肝、胃经。行气活血，止痛，止血，解毒消肿。用于脘腹疼痛，胁痛，牙痛，疝气，跌打损伤，骨折，吐血，衄血，痔血，崩漏，外伤出血，疮疡肿痛，痄腮，汤火伤，臁疮，湿疹，疥癣，感冒，泄泻，痢疾。

【其他价值】杨梅果味酸甜适中，既可直接食用，又可加工成杨梅罐头、果酱、蜜饯、果汁、果干等食品，还可酿酒，是我国江南的著名水果。树皮富含单宁，可提取染料。果核可榨油。杨梅枝繁叶茂，初夏红果累累，是园林绿化的优良树种。木材可制作精细木工制品及作为薪炭使用，又为防沙树种。树皮有毒，磨粉或水煮液可毒杀茶毛虫、苎麻虫及其他害虫。

【附方】

1. 痢疾：杨梅（果实）烧服。

2. 头痛不止：杨梅（果实）为末，以少许搐鼻取嚏。

3. 汤火伤：杨梅（果实）烧灰为末，调茶油敷患处。

4. 牙痛：用杨梅树皮及根煎水含漱。

5. 痢疾及预防中暑：杨梅浸烧酒服，或用 15g 水煎服。

6. 胃肠胀满：杨梅腌食盐备用，越久越佳，用时取数颗泡开水服。

7. 外伤出血：杨梅根皮研细末，敷患处。

8. 跌打扭伤肿痛：杨梅树根 60～120g，水煎，熏洗患处。

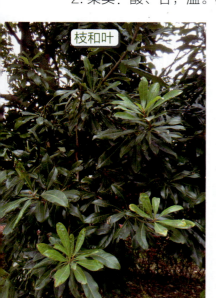

枝和叶

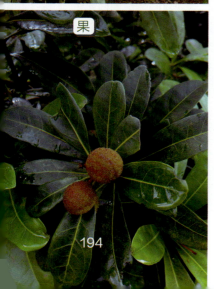

果

青灰叶下珠
Phyllanthus glaucus Wall.ex Müll.Arg.

【科属】叶下珠科叶下珠属。

【野外识别特征】灌木。单叶互生，叶下面稍苍白色。雌雄同株，花数朵簇生于叶腋；雄花的雄蕊5；雌花通常1朵与数朵雄花同生于叶腋。蒴果浆果状，紫黑色，基部有宿存的萼片。

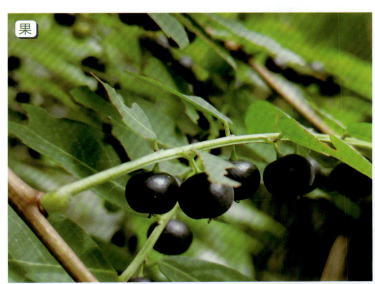
果

【生存状态】野生。

【药用价值】根（青灰叶下珠）：辛、甘，温，归肝、脾经。祛风除湿，健脾消积，用于风湿痹痛，小儿疳积。

【其他价值】观叶植物，可丛植、片植于绿篱。

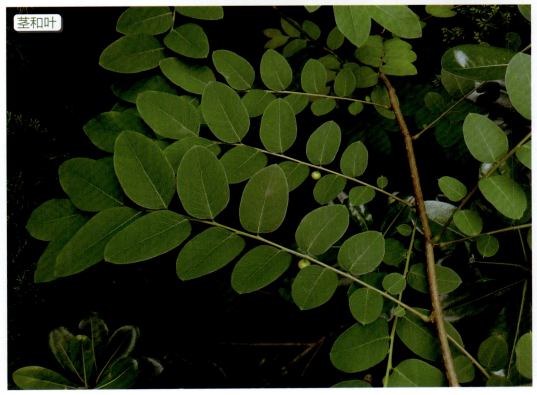
茎和叶

叶下珠
Phyllanthus urinaria L.

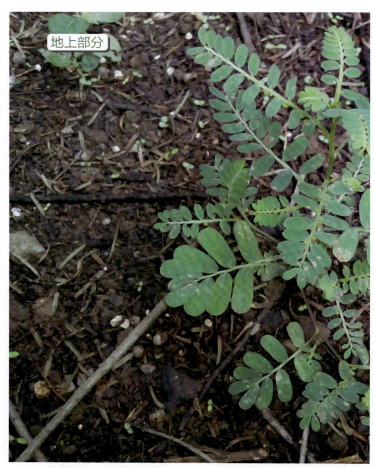

地上部分

【科属】叶下珠科叶下珠属。

【野外识别特征】一年生草本。叶因叶柄扭转而呈羽状排列。花雌雄同株，雄花簇生于叶腋；雌花单生于小枝中下部的叶腋内。蒴果圆球状，红色，表面具小凸刺。

【生存状态】野生。

【药用价值】全草（叶下珠）：微苦、甘，凉。清热利尿，明目，消积。用于肾炎水肿，泌尿系统感染，结石，肠炎，痢疾，小儿疳积，角膜炎，黄疸型肝炎；外用治青竹蛇咬伤。

【附方】肠炎腹泻及细菌性痢疾：叶下珠 30g，煎服；也可配合老鹳草 30g 同用。

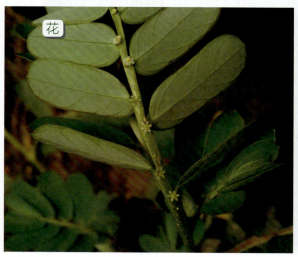

花

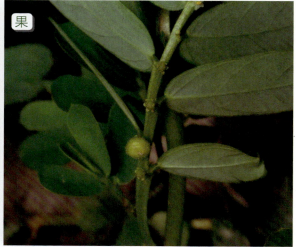

果

博落回
Macleaya cordata（Willd.）R.Br.

【科属】罂粟科博落回属。

【野外识别特征】多年生亚灌木状草本，基部木质化，具乳黄色浆汁。茎多白粉，中空。单叶互生，叶片常7或9深裂或浅裂，背面多白粉。大型圆锥花序多花，顶生和腋生，花芽棒状，近白色。蒴果扁平，表面带白粉，花柱宿存。

【生存状态】野生。

【药用价值】根或全草（博落回）：辛、苦，寒；大毒。归心、肝、胃经。散瘀，祛风，解毒，止痛，杀虫。用于痈疮疔肿，臁疮，痔疮，湿疹，蛇虫咬伤，跌打肿痛，风湿关节痛，龋齿痛，顽癣，滴虫性阴道炎及酒皶鼻。

【其他价值】其茎干高大粗壮，叶大如扇，开花繁茂，可植于庭园、林缘、池旁以供观赏。作农药可防治稻椿象、稻苞虫、钉螺、茶毛虫、苎麻虫等。根、茎、叶捣烂可杀蛆虫。

【附方】

1. 臁疮：博落回全草，烧存性，研极细末，撒于疮口内，或用麻油调搽，或同生猪油捣和成膏敷贴。

2. 蜈蚣、黄蜂咬伤：取新鲜博落回茎，折断，有黄色汁液流出，以汁搽患处。

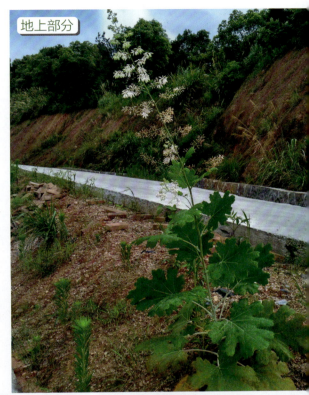

地上部分

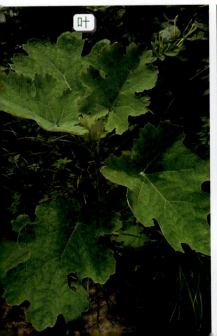

叶

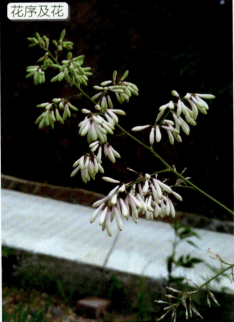

花序及花

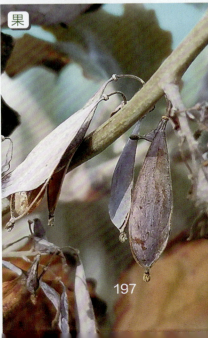

果

197

北越紫堇
Corydalis balansae Prain

【科属】罂粟科紫堇属。

【野外识别特征】丛生草本。茎具棱，枝条花葶状，常对叶生。茎生叶互生，二回羽状全裂。总状花序多花而疏离，花黄色至黄白色，具花距。蒴果线状长圆形。种子黑亮，扁圆形，具印痕状凹点。

【生存状态】野生。

【药用价值】全草（黄花地锦苗）：苦，凉。清热解毒，消肿止痛。用于痈肿疮毒，顽癣，跌打损伤。

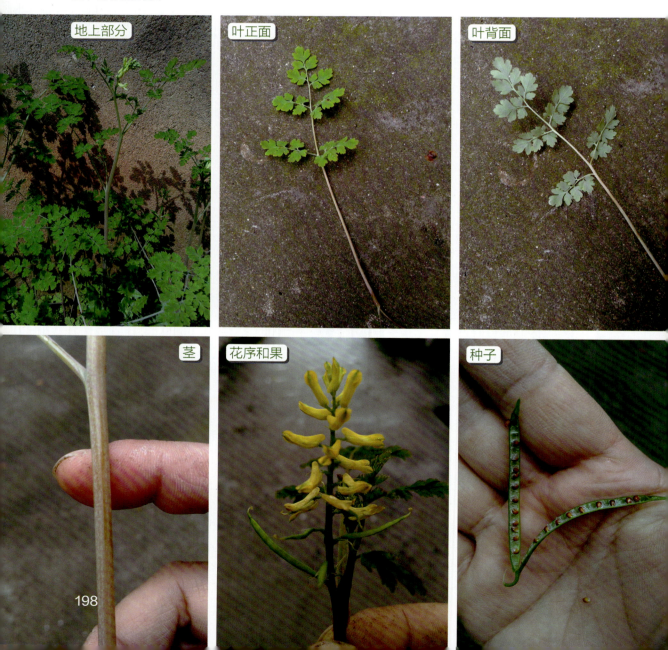

地上部分

叶正面

叶背面

茎

花序和果

种子

198

紫堇
Corydalis edulis Maxim.

【科属】罂粟科紫堇属。

【野外识别特征】一年生草本。花枝花葶状，常与叶对生，茎中空。一至二回羽状全裂复叶，基生或互生，上面绿色，下面苍白色。总状花序，花粉红色至紫红色，具花距。蒴果线形。

【生存状态】野生。

【药用价值】全草或根（紫堇）：苦、涩，凉；有毒。归肺、肾、脾经。清热解毒，杀虫止痒。用于疮疡肿毒，聤耳流脓，咽喉疼痛，顽癣，秃疮，毒蛇咬伤。

【其他价值】能作蔬菜，并宜于栽培。

【附方】

1. 疮毒：蝎子花（紫堇）根适量，水煎洗患处。
2. 秃疮，蛇咬伤：鲜蝎子花（紫堇）根，捣烂外敷患处。

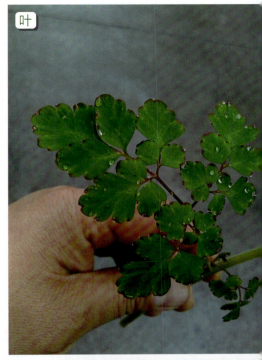

叶

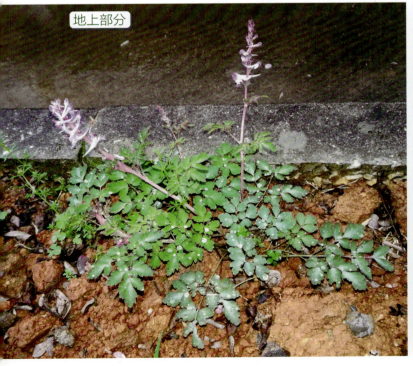

地上部分

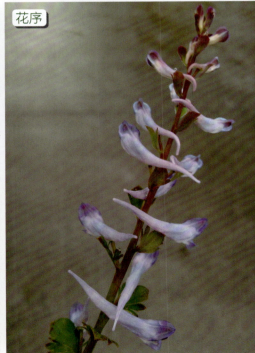

花序

柑橘
Citrus reticulata Blanco

【科属】芸香科柑橘属。

【野外识别特征】常绿小乔木。单身复叶互生，翼叶通常狭窄，或仅有痕迹。花单生或2~3朵簇生。柑果常扁圆形至近圆球形，淡黄色、朱红色或深红色。种子常卵形，顶部狭尖，基部浑圆。

【生存状态】栽培。

【药用价值】

1. 成熟果皮（陈皮★）：苦、辛，温。归肺、脾经。理气健脾，燥湿化痰。用于脘腹胀满，食少吐泻，咳嗽痰多。

2. 幼果或未成熟果实的果皮（青皮★）：苦、辛，温。归肝、胆、胃经。疏肝破气，消积化滞。用于胸胁胀痛，疝气疼痛，乳癖，乳痈，食积气滞，脘腹胀痛。

3. 外果皮（橘红★）：辛、苦，温。归肺、脾经。理气宽中，燥湿化痰。用于咳嗽痰多，食积伤酒，呕恶痞闷。

4. 种子（橘核★）：苦，平。归肝、肾经。理气，散结，止痛，用于疝气疼痛，睾丸肿痛，乳痈乳癖。

地上部分

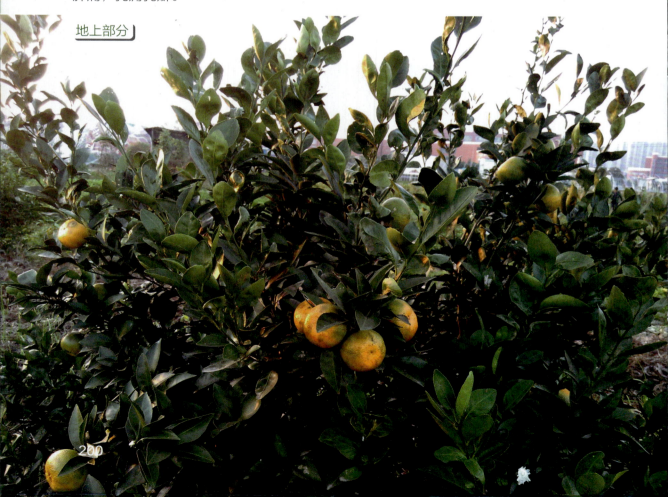

5. 成熟果实（橘）：甘、酸，平。归肺、胃经。润肺生津，理气和胃。用于消渴，呕逆，胸膈结气。

6. 成熟果实，用蜜糖渍制而成（橘饼）：甘、辛，温。归肺、脾经。宽中下气，消积化痰。用于饮食积滞，泻痢，胸膈满闷，咳喘。

7. 白色内层果皮（橘白）：苦、辛、微甘，温。归胃经。和胃化湿。用于湿浊内阻，胸脘痞满，食欲不振。

8. 根（橘根）：苦、辛，平。归脾、胃、肾经。行气止痛。用于脾胃气滞，脘腹胀痛，疝气。

9. 果皮内层筋络（橘络）：甘、苦，平。归肺、脾经。通络，理气，化痰。用于经络气滞，久咳胸痛，痰中带血，伤酒口渴。

10. 叶（橘叶）：苦、辛，平。归肝经。疏肝行气，化痰散结。用于乳痈，乳房结块，胸胁胀痛，疝气。

【其他价值】柑橘花、叶、果皮都是提取香精的优质原料，柑橘香精油是调配香脂、香水及高级化妆品必不可少的原料，也是高级饮料、点心的调味剂。柑橘果皮中果胶含量非常丰富，主要用于食品行业。此外，果胶在制药、纺织行业也有广泛的用途。柑橘果皮也可用作制糖加工的原料或通过酶法处理用于生产保健饮料。提取果汁后剩下的果渣可提取色素、果胶或制成动物饲料。柑橘是常绿小乔木，可制造氧气，吸收二氧化碳，极具"碳汇"价值，且柑橘四季常青，树姿优美，是一种很好的庭园观赏植物，集赏花、观果、闻香于一体。柑橘作为常见水果之一，供食用。

【附方】

1. 鱼骨鲠在喉中：常含橘皮即下。

2. 咳嗽：橘叶（着蜜于背上，火焙干），水煎服。

3. 肺痈：绿橘叶（洗），捣绞汁 1 盏服之，吐出脓血愈。

4. 水肿：鲜橘叶一大握，煎甜酒服。

5. 杀蛔虫、蛲虫：鲜橘叶 120g，熬水服。

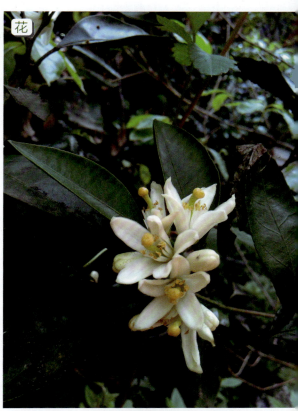

花

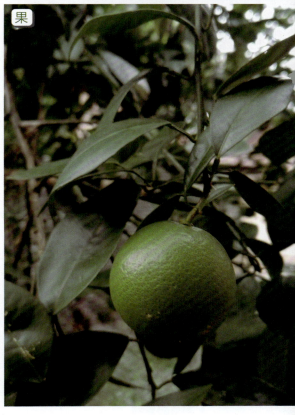

果

柚
Citrus maxima（Burm.）Merr.

【科属】芸香科柑橘属。

【野外识别特征】常绿乔木。嫩枝扁且有棱。单身复叶互生。总状花序，有时兼有腋生单花，花萼不规则浅裂；花瓣4，白色，雄蕊25~35枚，花药大，线形，柱头头状。柑果甚大，淡黄色或黄绿色。

【生存状态】栽培。

【药用价值】

1. 未成熟或近成熟的干燥外层果皮（化橘红★）：辛、苦，温。归肺、脾经。理气宽中，燥湿化痰。用于咳嗽痰多，食积伤酒，呕恶痞闷。

2. 果实（柚）：甘、酸，寒。归肝、脾、胃经。消食，化痰，醒酒。用于饮食积滞，食欲不振，醉酒。

3. 花（柚花）：辛、苦，温。归脾、胃经。行气，化痰，止痛。用于胃脘胸膈间痛。

4. 果皮（柚皮）：辛、苦、甘，温。归脾、肾、膀胱经。宽中理气，消食，化痰，止咳平喘。用于气郁胸闷，脘腹冷痛，食积，泻痢，咳喘，疝气。

5. 树根（柚根）：辛、苦，温。归肺、胃、肝经。理气止痛，散风寒。用于胃痛气胀，疝气疼痛，风寒咳嗽。

6. 种子（柚核）：苦、平，温。归肝经。疏肝理气，宣肺止咳。用于疝气，肺寒咳嗽。

7. 叶（柚叶）：辛、苦，温。归脾、肝经。行气止痛，解毒消肿。用于头风痛，寒湿痹痛，食滞腹痛，乳痈，扁桃体炎，中耳炎。

【其他价值】柚子的表皮富含精油，熬成汤汁之后加到洗澡水中，不但具有美容效果，也能防止受到蚊虫的叮咬。柚子还可以作为冰箱的除臭剂，把剥下来的柚皮放在冰箱的角落，可以有效地消除冰箱中的异味。果肉可食用。酸柚常用作砧木嫁接柚类。果皮可提取优质果胶，果肉可以加工成果汁、果酒、果酱及罐头等。柚子含糖量高、酸甜适度、营养丰富、贮藏耐久，更有"天然水果罐头"之称。

【附方】

1. 关节痛：柚叶、生姜、桐油，共捣烂敷患处。

2. 乳痈：柚叶4~7枚，青皮30g，蒲公英30g，水煎服。

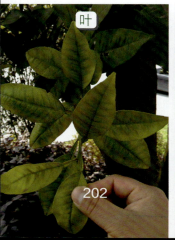
叶

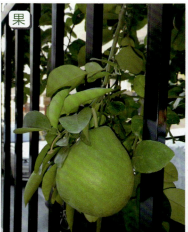
果

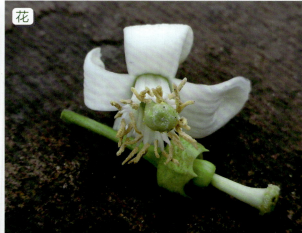
花

竹叶花椒
Zanthoxylum armatum DC.

【科属】芸香科花椒属。

【野外识别特征】落叶小乔木或灌木状。茎枝多锐刺，刺基部宽而扁，红褐色，小枝上的刺劲直，水平抽出，老枝上的皮刺基部木栓化，茎干上的刺其基部为扁圆形垫状。奇数羽状复叶互生，叶轴、叶柄具翅，下面有时具皮刺；小叶中脉常被小刺。聚伞状圆锥花序腋生或兼生于侧枝之顶。蓇葖果多1~2瓣，紫红色，表面疏生微凸油腺点，果皮薄。

【生存状态】野生。

【药用价值】

1. 果实（竹叶椒）：辛、微苦，温；小毒。归肺、大肠经。温中燥温，散寒止痛，驱虫止痒。用于脘腹冷痛，寒湿吐泻，蛔厥腹痛，龋齿痛，湿疹，疥癣，痒疮。

2. 根皮或根（竹叶椒根）：辛、苦，温；小毒。归肺经。祛风散寒，温中理气，活血止痛。用于风湿痹痛，胃脘冷痛，泄泻，痢疾，感冒头痛，牙痛，跌打损伤，痛经，刀伤出血，顽癣，毒蛇咬伤。

3. 叶（竹叶椒叶）：苦、辛，微温。归肺、脾经。平喘利水，散瘀止痛。用于痰饮喘息，水肿胀满，小便不利，脘腹冷痛，关节痛，跌打肿痛。

【其他价值】果可用作食物的调味料及防腐剂，江苏、江西、湖南、广西等地会收购其作花椒代用品。据古代册籍记载，古人用竹叶花椒来防腐"辟邪"。根、茎、叶、果及种子可用作驱虫剂及醉鱼剂。竹叶花椒还可作绿化树种。

【附方】

1. 关节风湿痛，腰痛：鲜竹叶椒根60~90g，水煎调酒服。

2. 龋齿痛：竹叶椒根皮，研末，以适量放入龋齿孔内（方法一）；竹叶椒根皮21~30g，水煎频频含漱（方法二）。

3. 刀伤出血：竹叶椒根皮，研细粉敷伤口。

4. 跌打损伤：鲜竹叶椒根120g，白酒250g，浸7天，取浸液擦伤处。

5. 肿毒：竹叶椒叶煎水洗患处。

6. 蛇毒：竹叶椒叶捣敷患处。

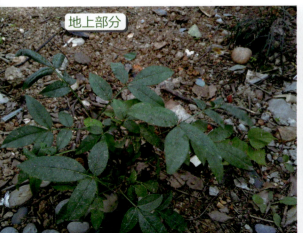
地上部分

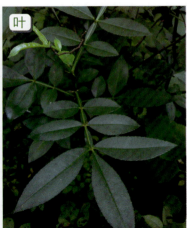
叶

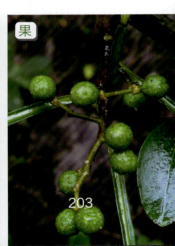
果

203

樟
Camphora officinarum Nees

【科属】樟科樟属。

【野外识别特征】常绿大乔木。枝、叶及木材均有樟脑气味。单叶互生，具离基三出脉。圆锥花序腋生，花小，绿白色或带黄色。核果卵球形或近球形，紫黑色，果托杯状。

【生存状态】栽培。

【药用价值】

1. 枝、叶经提取加工制成品［天然冰片（右旋龙脑）★］：辛、苦，凉。归心、脾、肺经。开窍醒神，清热止痛。用于热病神昏、惊厥，中风痰厥，气郁暴厥，中恶昏迷，胸痹心痛，目赤，口疮，咽喉肿痛，耳道流脓。

2. 叶（樟树叶）：辛，温。归心、脾、肺经。祛风，除湿，解毒，杀虫。用于风湿痹痛，胃痛，水火烫伤，疮疡肿毒，慢性下肢溃疡，疥癣，皮肤瘙痒，毒虫咬伤。

3. 木材（樟木）：辛，温。归肝、脾经。祛风散寒，温中理气，活血通络。用于风寒感冒，胃寒胀痛，寒湿吐泻，风湿痹痛，脚气，跌打伤痛，疥癣，风痒。

【其他价值】樟树为我国南方常见的绿化树种，常用作庭荫树、行道树。其木材及根、枝、叶可提取樟脑和樟油，供医药及香料工业用。木材为造船、制箱橱、制作美术品之良材，可防虫蛀。果实可榨油，油供工业用。

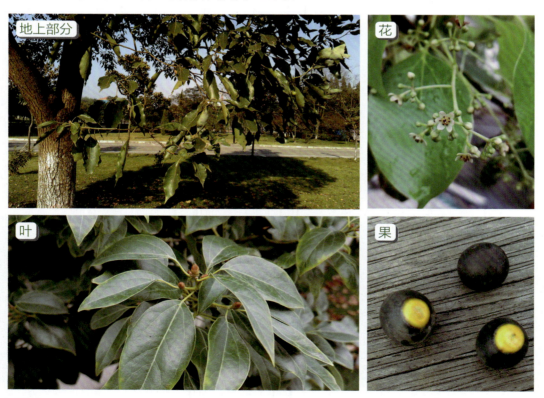

地上部分　花　叶　果

柔弱斑种草
Bothriospermum zeylanicum（J.Jacq.）Druce

【科属】紫草科斑种草属。

【野外识别特征】一年生草本。茎细多分枝，被向上贴伏的糙伏毛。单叶互生，两面均被向上贴伏的糙伏毛或短硬毛。花序柔弱，细长；花小，单生于叶腋或近于腋生；花萼5深裂，果期增大，外面密生向上的伏毛，花冠多为蓝色或淡蓝色。小坚果肾形，表面密生小疣状突起。

【生存状态】野生。

【药用价值】全草（鬼点灯）：苦、涩，平；小毒。归肺经。止咳，止血。用于咳嗽，吐血。

【其他价值】枝多而柔弱，花小而美丽，种植于校园中极具观赏价值。

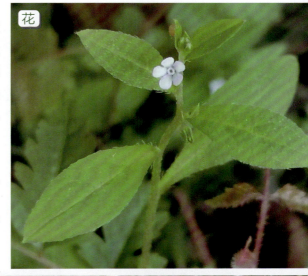

花

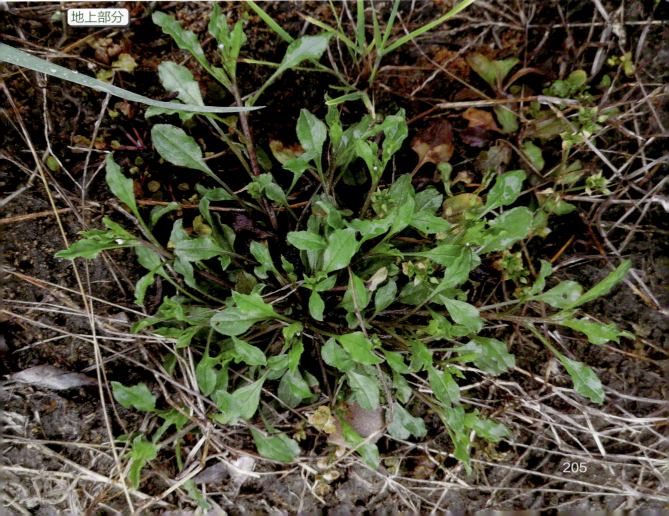

地上部分

附地菜
Trigonotis peduncularis（Trevis.）Benth.ex Baker & S.Moore

【科属】紫草科附地菜属。

【野外识别特征】叶子揉搓后具黄瓜清香气。一年生或二年生草本。早春开花，花期甚长。茎通常多条丛生，铺散，被短糙伏毛。基生叶呈莲座状，两面被糙伏毛，茎生叶，单叶互生。螺旋状聚伞花序顶生，幼时卷曲，后渐次伸长，只在基部具 2~3 个叶状苞片；花冠淡蓝色或粉色。小坚果 4，斜三棱锥状四面体形，具短柄，有短毛或平滑无毛，背面具 3 锐棱。

【生存状态】野生。

【药用价值】全草（附地菜）：辛、苦，平。归心、肝、脾、肾经。行气止痛，解毒消肿。用于胃痛吐酸，痢疾，热毒痈肿，手脚麻木。

【其他价值】嫩茎叶可食，可做附地菜炒肉丝、附地菜鸡蛋汤等。花小而美丽，是校园常见的早春野花，可供观赏。

【附方】

1. 热肿：附地菜捣烂敷患处。
2. 漆疮瘙痒：附地菜捣涂患处。

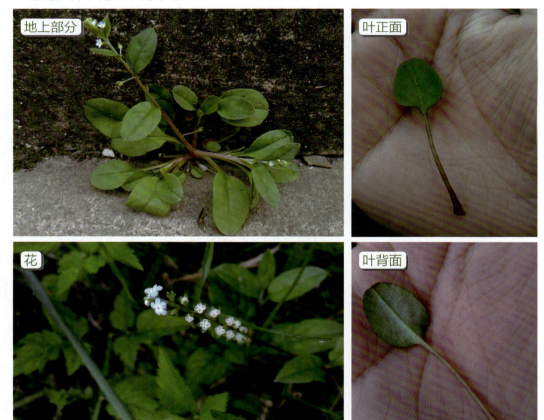

地上部分　叶正面　花　叶背面

紫茉莉
Mirabilis jalapa L.

【科属】紫茉莉科紫茉莉属。

【野外识别特征】一年生草本。茎节稍膨大。单叶对生。花常数朵簇生枝端；总苞钟形，5裂，果时宿存；花被紫红色、黄色、白色或杂色，高脚碟状，5浅裂；花午后开放。瘦果球形，革质，黑色，表面具皱纹。

【生存状态】野生。

【药用价值】

1.根（紫茉莉根）：甘、淡，微寒。清热利湿，解毒活血。用于热淋，白浊，水肿，赤白带下，关节肿痛，痈肿疮毒，乳痈，跌打损伤。

2.叶（紫茉莉叶）：甘、淡，微寒。清热解毒，祛风渗湿，活血。用于痈肿疮毒，疥癣，跌打损伤。

3.果实（紫茉莉子）：甘，微寒。清热化斑，利湿解毒。用于斑痣，脓疱。

【其他价值】为观赏花卉。花在晚上散发出浓郁的香气，可麻醉及驱除蚊虫。

【附方】

1.痈疽背疮：紫茉莉鲜根一株。去皮洗净，加红糖少许，共捣烂，敷患处，每日换2次。

2.疥疮：紫茉莉鲜叶一握，洗净捣烂，绞汁抹患处。

3.皮肤起水疱、溃破后流黄水：紫茉莉果实内粉末，调冷水涂抹患处。

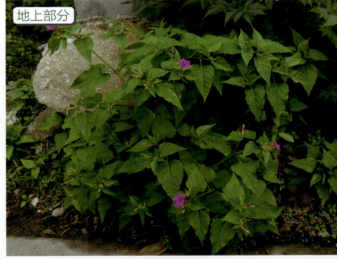
地上部分

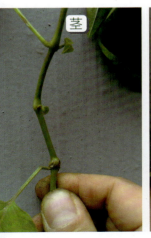
茎

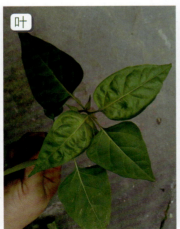
叶

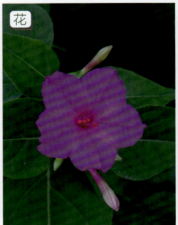
花

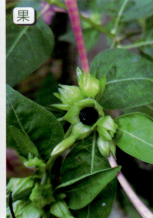
果

棕榈
Trachycarpus fortunei（Hook.）H.Wendl.

【科属】棕榈科棕榈属。

【野外识别特征】乔木状，常绿。树干被不易脱落的老叶柄基部和密集的网状纤维包被，残留的褐色纤维状老叶鞘层层包被于茎秆上，脱落后呈环状的节。叶簇生于茎顶，叶片呈 3/4 圆形或者近圆形，掌状深裂成 30～50 片具皱褶的线状剑形裂片，裂片先端具短 2 裂或 2 齿。新叶柄直立，老叶柄常下垂。肉穗花序，花序从叶腋抽出，常雌雄异株，花小，多数。核果成熟时由黄色变为淡蓝色或灰蓝色，被白粉。

【生存状态】栽培。

【药用价值】

1. 叶柄（棕榈★）：苦、涩，平。归肺、肝、大肠经。收涩止血。用于吐血，衄血，尿血，便血，崩漏下血。

2. 成熟果实（棕榈子）：苦、甘、涩，平。归脾、大肠经。止血，涩肠，固精。用于崩漏，带下，泻痢，遗精。

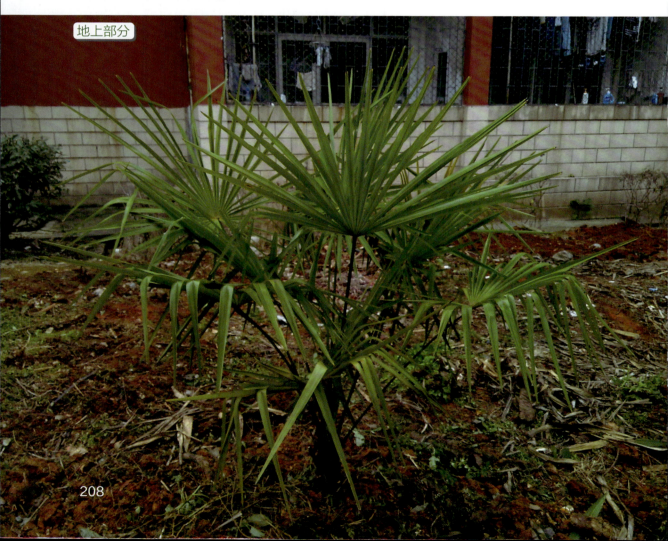

地上部分

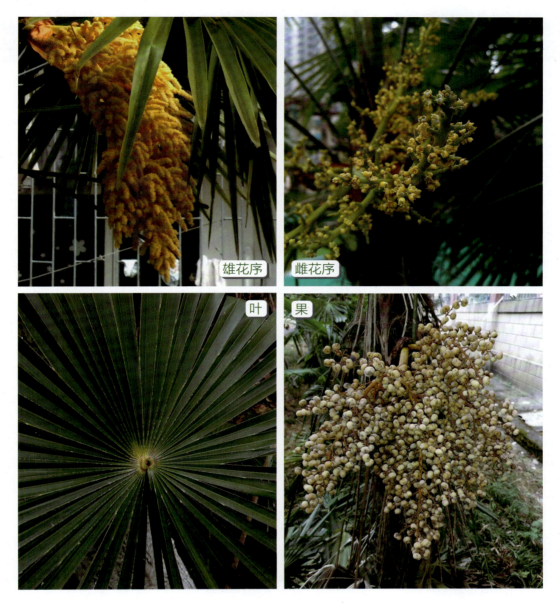

雄花序　雌花序

叶　果

3. 花蕾及花（棕榈花）：苦、涩，平。归肝、脾经。止血，止泻，活血，散结。用于血崩，带下，肠风，泻痢，瘰疬。

【其他价值】棕榈皮纤维（叶鞘纤维）可作绳索，编蓑衣、制渔网、制地毯、制床垫、制刷子和作沙发的填充料等。叶可编扇、席和草帽木，制绳索，捆扎粽子。未开放的花苞又称"棕鱼""棕苞"，可供食用。棕榈树形优美，又能抗多种有毒气体，是庭园绿化的优良树种，也是工厂绿化优良树种。种子富含淀粉、蛋白质，加工后是很好的饲料。树干可作亭柱、栏杆、水槽，又可制扇骨、文具、木梳等。

【附方】

1. 鼻血不止：棕榈烧成灰，根据流鼻血的是左鼻孔还是右鼻孔，将棕榈灰从另一边吹进鼻孔中。

2. 血淋不止：棕榈皮，半烧半炒为末，每服 6g，甚效。

酢浆草
Oxalis corniculata L.

【科属】酢浆草科酢浆草属。

【野外识别特征】多年生草本。茎匍匐或直立，多分枝，匍匐茎节上生根。茎生叶掌状三出复叶互生，小叶 3，倒心形。花单生或数朵组成腋生伞形花序，花黄色。蒴果长圆柱形，5 棱，被柔毛，熟时裂开将种子弹出。

【生存状态】野生。

【药用价值】全草（酢浆草）：酸，寒。归肝、肺、膀胱经。清热利湿，凉血散瘀，解毒消肿。用于湿热泄泻，痢疾，黄疸，淋证，带下，吐血，衄血，尿血，月经不调，跌打损伤，咽喉肿痛，痈肿疔疮，丹毒，湿疹，疥癣，痔疮，麻疹，烫火伤，蛇虫咬伤。

【其他价值】园林绿化的地被植物。嫩茎、叶可凉拌或做汤，酸爽开胃。用茎、叶磨镜或擦旧铜器，可使其具光泽。茎、叶的水浸液可防治棉蚜、螟虫。

【附方】

1. 痢疾：酢浆草研末，每服 25g，开水送服。

2. 鼻衄：鲜酢浆草杵烂，揉作小丸，塞鼻腔内。

3. 疟疾：酢浆草 15g，水煎服。

4. 齿龈腐烂：鲜酢浆草和食盐少许，捣烂绞汁，用消毒棉花蘸汁，擦洗患处，每日 3～5 次。

5. 疔疮：鲜酢浆草和红糖少许，捣烂为泥，敷患处。

6. 乳痈：酢浆草 25g，水煎服，渣捣烂外敷患处。

7. 癣疮作痒：酢浆草擦患处，数次即愈。

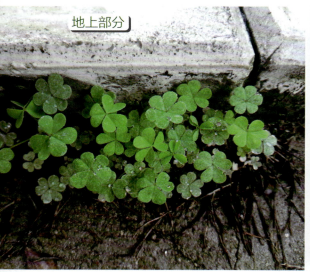
地上部分

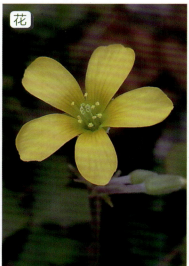
花

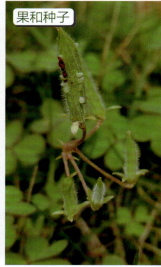
果和种子

红花酢浆草
Oxalis corymbosa DC.

【科属】酢浆草科酢浆草属。

【野外识别特征】多年生草本。无地上茎，地下部分有球状鳞茎。叶基生，叶柄长，小叶3，倒心形。总花梗基生，二歧聚伞花序，通常排列成伞形花序式，花瓣5，倒心形，花淡紫色至紫红色。

【生存状态】野生。

【药用价值】全草（铜锤草）：酸，寒。归肝、大肠经。散瘀消肿，清热利湿，解毒。用于跌打损伤，月经不调，咽喉肿痛，水泻，痢疾，水肿，白带，淋浊，痔疮，痈肿，疮疖，烧烫伤。

【其他价值】红花酢浆草小花繁多，烂漫可爱，可用于布置花坛、花境、花丛、花群及花台等。

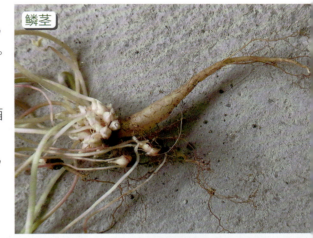
鳞茎

【附方】

1. 烫伤：鲜红花酢浆草捣烂敷患处。

2. 背痛：鲜红花酢浆草和糯米饭捣烂，调热酒敷患处。

3. 咽喉肿痛，牙痛：鲜红花酢浆草60～90g，水煎，慢慢咽服。

4. 跌打损伤：红花酢浆草，泡酒服。

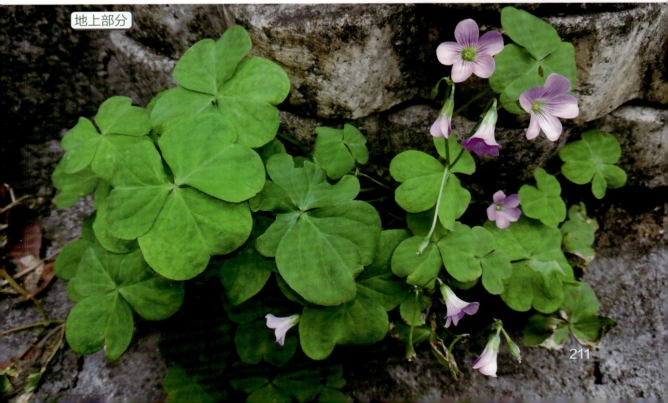
地上部分

附录一

药用植物中文名音序索引

音序	植物中文名	页码	音序	植物中文名	页码
X	喜树	099	Y	★柚	202
	仙人掌	174		★玉兰	116
	香椿	103		圆柏	011
	★香附子	155		★圆叶牵牛	184
	小蓬草	077		★月季花	138
	★薤白	163	Z	★樟	204
	雪松	013		★栀子	132
Y	★鸭跖草	190		朱顶红	164
	盐肤木	125		朱槿	069
	杨梅	194		竹叶花椒	203
	羊蹄	106		苎麻	188
	扬子毛茛	112		紫堇	199
	野大豆	038		紫荆	044
	★野老鹳草	110		紫茉莉	207
	野茼蒿	095		★紫苏	026
	叶下珠	196		紫薇	129
	一年蓬	078		紫云英	041
	★益母草	025		紫竹梅	191
	★银杏	015		★棕榈	208

附录二

《中华人民共和国药典》（2025年版一部）收载中药原植物名索引

参考文献

[1] 中国科学院中国植物志编辑委员会 . 中国植物志 [M]. 北京：科学出版社，1999.

[2] 苗明三，孙玉信，王晓田 . 中药大辞典 [M]. 太原：山西科学技术出版社，2017.

[3] 国家中医药管理局《中华本草》编委会 . 中华本草 [M]. 上海：上海科学技术出版社，2004.

[4] 国家药典委员会 . 中华人民共和国药典 [M]. 北京：中国医药科技出版社，2025.

[5]《江西植物志》编辑委员会 . 江西植物志 [M]. 南昌：江西科学技术出版社，2014.

[6]《全国中草药汇编》编写组 . 全国中草药汇编 [M]. 北京：人民卫生出版社，1978.

[7] 赵国平，戴慎，陈仁寿 . 中药大辞典 [M]. 上海：上海科学技术出版社，2006.

[8] 黄宝康 . 药用植物学 [M]. 8 版 . 北京：人民卫生出版社，2022.